IN MEMORIAM

Inhalt **Contents**

Frank Schneider
Michael von Cranach
4 Vorwort
5 **Introduction**

8 Zeittafel
9 **Chronology**

10 Aktion T4
11 **Action T4**

20 Kindereuthanasie
21 **Euthanasia of children**

Dezentrale Euthanasie
26 Das Hungersterben und Tötung durch Medikamente
27 **Death from starvation and drugs**

28 Menschenversuche
29 **Human experiments**

36 Zwangsarbeiter in der Psychiatrie
36 **Forced Labourers in psychiatry**

40 Die Psychiater
41 **The Psychiatrists**

42 Ein Psychiater
43 **A Psychiatrist**

46 Nach 1945
46 **After 1945**

48 Die Nürnberger Ärzteprozesse
49 **The Nuremberg Medical Trial**

54 Beate Passow, Kunst
54 **Beate Passow, art**

Vorwort **Introduction**

Zwischen 1939 und 1945 wurden 200.000 psychisch kranke und behinderte Menschen im Gebiet des damaligen Deutschen Reichs getötet. Im Rahmen der nationalsozialistischen „Euthanasie-Programme" waren Psychiater maßgeblich an der Initiative, Rechtfertigung, Planung und Durchführung dieser Tötungen beteiligt. Nach Jahrzehnten des Schweigens und Verdrängens hatten Forscherinnen und Forscher in den 1980er Jahren damit begonnen, die Geschichte der Psychiatrie im so genannten „Dritten Reich" intensiv zu untersuchen und das Ausmaß der Taten detailliert zu erfassen.

Viel zu lange hatte die deutsche Psychiatrie, haben Psychiater und Psychiaterinnen die Fragen nicht beantwortet und die Dokumente nicht veröffentlicht, die die Verstrickung des eigenen Faches in die Euthanasieaktionen der NS-Diktatur ans Licht gebracht hätten. Und viel zu lange auch wurde von den später Geborenen stille Rücksicht genommen auf die schweigenden Kolleginnen und Kollegen. Eine ganze Generation, fast 40 Jahre, hat es gebraucht, bis die Psychiatrie in Deutschland in der Lage war, sich mit ihrer Vergangenheit auseinanderzusetzen. 40 Jahre, in denen die Opfer vergessen und ihre Anklagen ignoriert wurden, die Kinder und Angehörigen der Ermordeten, die Zwangssterilisierten und auch die aus ihren Ämtern gedrängten und emigrierten Psychiater.

Um die Verstrickungen der Psychiatrie auch dem institutionellen Vergessen zu entreißen, hat die Deutsche Gesellschaft für Psychiatrie, Psychotherapie und Nervenheilkunde (DGPPN) im Jahr 2010 eine unabhängige internationale Kommission zur Aufarbeitung der Geschichte der DGPPN und des Verhältnisses ihrer Vorläuferorganisationen zum NS-Regime eingerichtet. Unabhängig von detaillierten Arbeitsergebnissen dieser Kommission soll dem Gedenken an die Opfer und der schuldhaften Verstrickung der DGPPN und ihrer Vorläuferorganisationen in die Euthanasieaktionen und dem anschließenden Verdrängungsprozess breiter Raum gegeben werden. Der Jahreskongress 2010 der DGPPN ist der Erinnerung an die Opfer gewidmet und wird in einer Gedenkstunde an die Schuld der deutschen Psychiatrie erinnern, die Opfer sollen um Vergebung gebeten werden. Die Ausstellung begleitet dieses Gedenken. Wir gedenken der Opfer – im Angesicht der Opfer.

Mit der sogenannten „Vernichtung lebensunwerten Lebens" sollten auch Mittel für die Behandlung der als heilbar eingestuften Patientinnen und Patienten eingespart werden – und es waren besonders Psychiater, die im Namen einer „modernen Medizin" über Menschen das Urteil „wertvoll" oder „wertlos" fällten. Dass hier unmittelbar Fragen nach einer Legalisierung der Sterbehilfe und einer Priorisierung im Gesundheitssystem aufscheinen, stimmt uns Heutige nachdenklich. Es hat eine Zäsur gegeben. Heute ist sich die Psychiatrie ihrer Verantwortung und ihrer Schuld bewusst. Dennoch aber muss diese Zäsur immer wieder neu erarbeitet und muss die Erinnerung wach gehalten werden.

Als die Ausstellung „In Memoriam" im Jahr 1999, sechzig Jahre nach dem sogenannten Euthanasieerlass durch Hitler, im Rahmen des Weltkongresses für Psychiatrie mit einem Vorwort vom damaligen DGPPN Präsidenten Prof. H. Sass in Hamburg gezeigt wurde, stieß sie auf großes Interesse. Die Konfrontation mit dem Schrecklichsten der Geschichte der Deutschen Psychiatrie stieß auf ein mehr als nachdenkliches nationales und internationales Publikum. Zwischenzeitlich wurde diese Ausstellung vielerorts gezeigt, so in München, Augsburg, Ingolstadt, Ravensburg, Kaufbeuren, in Österreich (Wien), in Griechenland (Ioannina), Italien (Pisa und Rom, dort im Psychiatriemuseum Santa Maria della Salute als ständige Ausstellung in einer italienischen Fassung) sowie in Spanien (Valencia). Um die Erinnerung an die Opfer wachzuhalten, haben wir für den Kongress 2010 der DGPPN in Berlin die Ausstellung erweitert und aktualisiert. Zu diesem Anlass wird der vorliegende Katalog von der Gesellschaft herausgegeben, der in einer früheren Fassung 1999 nur im Selbstverlag veröffentlicht und lange Zeit vergriffen war.

Between 1939 and 1945, 200,000 mentally ill and retarded people were killed in the region of the former "German Reich". Within the scope of the national socialistic "Euthanasie-Programme", psychiatrists played a decisive role in the initiative, justification, planning and execution of these killings. After decades of silence and suppression, researchers began to investigate intensively the history of psychiatry in the so called "Dritten Reich" in the 1980's, and to comprehend in detail the dimensions of the acts.

German psychiatry has for too long not answered questions and has not published documents that would have revealed the involvement of psychiatry in the euthanasia actions of the NS-dictatorship. Also, for too long, those born later remained quiet out of consideration for their silent colleagues. It took an entire generation, almost forty years, until German psychiatry was able to deal with its past. In these forty years the victims were forgotten and their accusations ignored, as were the children and relatives of the murdered, the compulsory sterilized people and also the psychiatrists who were ousted from their positions and emigrated.

In order to forcefully reveal the involvement of psychiatry as well as that of institutions who want to forget, the German Association for Psychiatry and Psychotherapy (DGPPN) established an independent international commission in 2010 to investigate the history of the DGPPN and the relationship of its predecessor to the NS-regime. Independent from the detailed research results of this commission, more attention should be given to the memory of the victims and the guilty involvement of the DGPPN and its predecessor organizations in the euthanasia actions and the following process of suppression. The 2010 Berlin Congress of Psychiatry is dedicated to the memory of the victims and will remind us of the guilt of German psychiatry, in an hour of remembrance when the victims should be asked for forgiveness. The exhibition accompanies these memories. We think of the victims – face to face.

With the so called "extermination of valueless life" funds for the treatment of the patients who were regarded as curable were supposed to be saved – and especially psychiatrists, who passed judgment about the "valuable", or" worthless" of people in the name of "modern medicine". Today, we become very thoughtful with the appearance of questions about the legal action of euthanasia and the prioritizing in the health system. A turning point has been reached. Today, psychiatry is conscious of its responsibility and guilt. Yet this turning point must always be reworked with great effort and should keep the memory alive.

When the exhibition "In Memoriam", with a foreword by the former DGPPN – President Prof. H. Sass, was shown in 1999, sixty years after Hitler's so called euthanasia decree, it met with great interest within the scope of the World Congress of Psychiatry in Hamburg. The confrontation with the worst in the history of German psychiatry met with a very thoughtful national and international audience. In the mean time this exhibition has been shown in many places, in Munich, Augsburg, Ingolstadt, Ravensburg, Kaufbeuren, in Austria (Vienna), in Greece (Ioannina), Italy (Pisa and Rome, there in the psychiatric museum Santa Maria della Salute, as a permanent exhibition in an Italian version), and in Spain (Valencia). In order to keep the memory of the victims alive we have enlarged and updated the exhibition for the 2010 Berlin Congress of Psychiatry. For this occasion the catalog is being issued by the DGPPN, since the former edition from 1999 was long since out of print.

Vorwort **Introduction**

Diese Ausstellung erhebt nicht den Anspruch, die damaligen Ereignisse in umfassender, systematischer, wissenschaftlicher Form zu dokumentieren. Sie dokumentiert auch nicht die Tötungen und Deportationen von psychisch Kranken außerhalb des Deutschen Reiches (z.B. Polen, Russland, Italien). Sie geht auch nicht ein auf die Vorgeschichte, noch gibt sie Erklärungen. Viele der gezeigten Dokumente stammen aus der damaligen Heil- und Pflegeanstalt Kaufbeuren, ähnliche Dokumente ließen sich auch aus vielen anderen psychiatrischen Krankenhäusern zeigen. Die Ausstellung soll vielmehr beschreiben was geschehen ist, konfrontieren mit den Ereignissen, um unsere Nachdenklichkeit wachzuhalten. Sie gibt den Opfern ein Gesicht, Menschen, denen im Namen einer sich menschlich genannten Psychiatrie unsägliches Leid angetan wurde.

Erschütterung, Trauer und Scham ergreifen alle, die diese Ausstellung „In Memoriam" sehen und diesen Katalog in Ihren Händen halten. Mögen die Opfer in ihrer unantastbaren Würde nicht vergessen werden und möge die Ausstellung dazu dienen, ihnen ihre eigene Geschichte und ihren eigenen Namen zurückzugeben.

Aachen und München, im November 2010

Prof. Dr. Dr. Frank Schneider
Präsident der Deutschen Gesellschaft für Psychiatrie, Psychotherapie und Nervenheilkunde

Prof. Dr. Michael von Cranach
ehem. Direktor des Bezirkskrankenhauses Kaufbeuren

This exhibition does not lay claim to document the former events in a comprehensive, systematic, scientific manner. It also does not document the killing and deportation of the mentally ill outside the German Reich (for example Poland, Russia, Italy). It does not deal with the past history, nor does it give explanations. Many of the exhibited documents come from the former Heil– und Pflegeanstalt Kaufbeuren, similar documents could also be shown from other psychiatric hospitals. The exhibition should rather describe what has happened, it should confront us with the events in order to keep alive our thoughtfulness. It gives the victims a face, people who in the name of so called humane psychiatry were inflicted with unspeakable pain.

All who see this "In Memoriam" exhibition and who hold this catalog in their hands are overcome with the emotions of shock, grief and shame. May the victims in their unimpeachable honor not be forgotten and may this exhibition serve to return to them their own history.

Aachen and München, in November 2010

Prof. Dr. Dr. Frank Schneider
President of the German Association for Psychiatry and Psychotherapy

Prof. Dr. Michael von Cranach
Former Director of the Bezirkskrankenhaus Kaufbeuren

30.1.1933	Ernennung Adolf Hitlers zum Reichskanzler
22.3.1933	Eröffnung des ersten Konzentrationslagers (Dachau)
24.3.1933	Verabschiedung des Ermächtigungsgesetzes. Adolf Hitler erhält uneingeschränkte Macht.
14.7.1933	Verabschiedung des „Gesetzes zur Verhütung erbkranken Nachwuchses". Zwischen 1934 und 1939 werden ca. 350.000 Menschen sterilisiert.
18.10.1935	Verabschiedung des „Gesetzes zum Schutz der Erbgesundheit des deutschen Volkes (Ehegesundheitsgesetz)".
1.9.1939	Beginn des 2. Weltkrieges. Deutsche Truppen marschieren in Polen ein.
1.9.1939	Verordnung zur Beendigung der Sterilisationen.
datiert 1.9.1939	Von Adolf Hitler persönlich unterschriebene Euthanasieermächtigung.
Sept. 1939	Ermordung der Patienten in polnischen psychiatrischen Anstalten.
Okt. – Dez. 1939	Beginn der „Aktion T4"
	- Gründung der zentralen Organisation (Reichsarbeitsgemeinschaft Heil- und Pflegeanstalten, gemeinnützige Krankentransportgesellschaft, gemeinnützige Stiftung für Anstaltspflege, Zentralverrechnungsstelle Heil- und Pflegeanstalten), später untergebracht in Berlin, Tiergartenstraße 4
	- Erfassung aller Anstaltsinsassen durch Meldebögen.
	- Errichtung der Tötungsmaschinerie in 6 Anstalten.
Ende 1939 -24.8.1941	Ermordung von 70.000 psychisch kranken Menschen im Reichsgebiet.
15.1.1940	Erlaß zur Meldung aller jüdischen Patienten und Beginn ihrer Tötung in den Sammelanstalten.
1940	Beginn des Aufbaus von 30 Kinderfachabteilungen. Bis 1945 werden dort ca. 10.000 Kinder und Jugendliche ermordet.
24.8.1941	Beendigung der „Aktion T4"
1942 – 1945	Dezentrale Euthanasie. In vielen Anstalten werden Sonderstationen eingerichtet. Dort werden Menschen vorwiegend mit Luminal und Morphium-Scopolamin-Injektionen getötet.
17.11.1942	Einführung der „Hungerkost" in vielen Reichsanstalten. Es sterben ca. 90.000 Menschen im Rahmen der dezentralen Euthanasie.
6.4.1944	Erlaß zur Errichtung von „Ostarbeiter-Sammelstellen" in 11 psychiatrischen Anstalten. Beginn der Tötung von nicht „einsatzfähigen" Zwangsarbeitern.

30.1.1933	Appointment of Adolf Hitler as "Reichskanzler".
22.3.1933	Opening of the first concentration camp (Dachau).
24.3.1933	Passing of the "Ermächtigungsgesetz". Adolf Hitler recieves unrestricted power.
14.7.1933	Passing of the "Gesetz zur Verhütung erbkranken Nachwuchses". (Law to prevent hereditary disease). Between 1934 and 1939 ca. 350,000 persons were sterilised.
18.10.1935	Passing of the "Gesetz zum Schutz der Erbgesundheit des deutschen Volkes" (Ehegesundheitsgesetz). (Law to protect the genetic health of the German Nation (Marriage health law)).
1.9.1939	Start of World War II. German troops invade Poland.
1.9.1939	Decree to end sterilisation.
1.9.1939	Adolf Hitler personally signs the Euthanasia-Decree.
Sept. 1939	Murder of patients in Polish psychiatric institutions.
Oct. – Dec. 1939	Beginning of "Aktion T4" - Founding of the central organization (Reichsarbeitsgemeinschaft Heil- und Pflegeanstalten, gemeinnützige Krankentransportgesellschaft, gemeinnützige Stiftung für Anstaltspflege, Zentralverrechnungsstelle Heil-und Pflegeanstalten), located in Berlin, Tiergartenstraße 4. - Reporting to Berlin of all hospitalised patients. - Establishment of the killing machinery in six psychiatric institutions.
End of 1939 - 24.8.1941	Murder of 70,000 psychiatric patients within the German Reich.
15.1.1940	Decree to report all Jewish patients, and the beginning of their killing.
1940	Beginning of the establishment of 30 children's units. By 1945 ca. 10,000 children and youths were murdered in these.
24.8.1941	Conclusion of "Aktion T4".
1942 – 1945	Decentralized Euthanasia. In many institutions special wards were installed. There patients were mainly killed with Luminal and Morphium-Scopolamin injections.
17.11.1942	Introduction of the "Hungerkost" (Starvation diet) in many Reich's institutions. Ca. 90,000 people died as a result of the Decentralized Euthanasia.
6.4.1944	Decree to establish "Ostarbeiter-Sammelstellen" (units for forced labour from eastern countries) in 11 psychiatric institutions. Beginning of the killing of the "useless" forced labourers.

Die Direktoren aller psychiatrischen Anstalten wurden aufgefordert für jeden Patienten einen Meldebogen an eine eigens geschaffene Verwaltung in Berlin zu schicken, aus dem hervorgehen sollte, ob der Patient die aufgelisteten Kriterien für die Tötung erfüllte. Eine Gruppe von namhaften Psychiatern wurde als Gutachter bestellt (T4-Gutachter), die die Meldebögen noch einmal überprüften. Kommissionen bzw. Euthanasiebeauftragte reisten von Anstalt zu Anstalt, um die Vollständigkeit und Korrektheit der Meldungen zu kontrollieren, insbesondere bei einigen wenigen Direktoren, die versuchten, die Meldungen zeitlich hinauszuzögern.

In sechs Anstalten im Reichsgebiet wurden Gaskammern installiert. Eine eigens gegründete Transportgesellschaft brachte die ausgewählten Patienten aus den psychiatrischen Krankenhäusern in die Vernichtungsanstalten, meist in Gruppen von 40 bis 120 Patienten. Unmittelbar nach ihrer Ankunft wurden die Patienten entkleidet, photographiert, mit einem Stempel auf Schulter oder Arm numeriert, kurz von einem Arzt gesehen, der anhand der Akte die Identität noch einmal überprüfte, und dann in die Gaskammer geführt. Beobachtet von dem Arzt durch ein Glasfenster, wurde in die Kammer Kohlenmonoxidgas eingeleitet. Nach dem Tod und der Entfernung von etwaigen Goldzähnen wurden die Leichen in einem Krematorium verbrannt. Die Angehörigen bekamen eine Nachricht, daß der Betroffene an einer fingierten Erkrankung gestorben sei.

Diese Aktion konnte nicht geheim gehalten werden. Die Mitarbeiter der Ursprungskrankenhäuser wußten bald Bescheid, den Angehörigen war bewußt, daß ihr Familienmitglied getötet worden war. Es gab Angehörige, die protestierten, es gab Mitarbeiter in Krankenhäusern, die Angehörigen nahelegten, Patienten mit nach Hause zu nehmen, um sie vor diesem Schicksal zu retten. Wir wissen, daß auch einige Patienten fliehen konnten und sich dadurch retteten. Insgesamt wurden in den sechs Tötungsanstalten 70.273 Menschen getötet. Nach zunehmender öffentlicher Kritik wurde diese Aktion durch einen Erlaß am 24.8.1941 eingestellt.

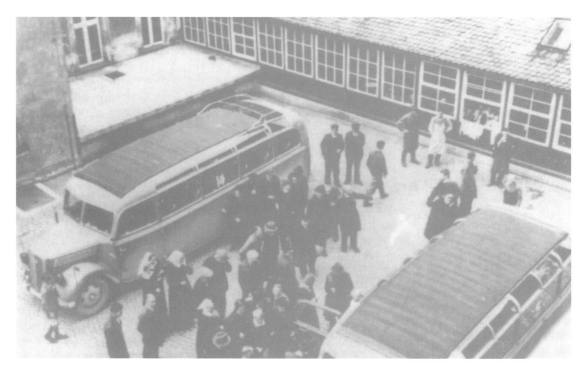

Die Transportgesellschaft in Aktion
The Transport Company in action

The directors of all psychiatric hospitals were ordered to send a registration form for each patient to a specially created administration in Berlin, in order to ascertain if the patient filled the necessary criteria for death. A group of well known psychiatrists was appointed as "T4 Gutachter" (T4 experts), who once more reexamined the registration forms. One group of experts travelled from institution to institution in order to control the completeness and correctness of the reports, especially with those few directors who tried to delay the reports.

Six institutions in the Reichsgebiet were emptied of patients. In these gas chambers were installed. A transport company, specially founded for this purpose, brought the selected patients from the psychiatric hospitals to the extermination institutions, mostly in groups of 40 to 120 patients. Immediately after arrival the patients were undressed, photographed, numbered with a stamp on the shoulder or arm, briefly seen by a doctor who by means of a file once more controlled their identity, whereupon they were led into the gas chamber. Observed by a doctor through a glass window, carbon monoxide gas was introduced into the chamber. After death and the extraction of any gold teeth, the bodies were burned in crematoriums. Relatives received a report that the person concerned had died from an illness.

These proceedings could not be kept a secret. The staff of the hospitals of origin as well as the relatives soon became aware of the fate of the patients. There were relatives that protested, and there were staff members in hospitals that suggested to the relatives to take patients home in order to save them from this fate. We know that a few patients could flee and thus could save themselves. All together 70,273 people were killed in these six death institutions.

Because of increasing public criticism this action was ended by a decree on Aug. 24th, 1941.

BERLIN, den 1.Sept.1939.

ADOLF HITLER

Reichsleiter B o u h l e r   und
Dr. med. B r a n d t

sind unter Verantwortung beauftragt, die Befug -
nisse namentlich zu bestimmender Ärzte so zu er -
weitern, dass nach menschlichem Ermessen unheilbar
Kranken bei kritischster Beurteilung ihres Krank -
heitszustandes der Gnadentod gewährt werden kann.

Adolf Hitler   **Berlin 1. Sept. 1939**

Reichsleiter B o u h l e r   and   Dr. med. B r a n d t

are charged with the responsibility, to extend the authority of those doctors, who are chosen by name, in such a manner, that, as far as one can possibly judge, those suffering from an incurable disease, after critical assessment of the condition of their illness can be granted a merciful death.

„Heute erhielt ich Ihr Schreiben, wo ich gerade gerichtet war, nach 12.00 Uhr mit dem Zug zum Krankenhaus zu fahren, um mein liebes Kind zu besuchen. Vor Schreck über einen solchen Brief war ich wie gelähmt, das ist wirklich furchtbar für eine Mutter. Wenn ich das gewußt hätte, daß das Mädel wieder woanders hin geschupft wird, so hätte ich doch darauf gedrängt, mein Kind heimzunehmen. Die Arbeit wäre mir nicht zuviel gewesen. Wie Sie mir mitteilen, wissen Sie nicht, wo das Mädel hingekommen ist. Sie werden doch kein Mädel aus Ihrer Anstalt geben, ohne zu wissen, wo es hinkommt, also unbedingt will ich wissen, wo das Mädel hingekommen ist. Das Krankenhaus ist doch die Anstalt, wo ich selbst geglaubt habe, daß das Mädel am besten aufgehoben ist. Am Anfang, als das Kind ins Krankenhaus kam, habe ich furchtbar getan, weil mir viele Leute den Kopf verdreht haben mit den schlimmsten Wörtern. Als ich aber mein liebes Kind Elisabeth öfters besuchte, so dachte ich, meine Angst war umsonst, es ist nicht so, wie die Leute sagen. Mein Gedanke war nun bisher, daß das Mädel bei Ihnen gut aufgehoben ist. Auf meine Verantwortung nehmen Sie das Mädel wieder in Ihre Anstalt zurück, ich werde mein Kind wieder besuchen. Ich kann umöglich meinen Angehörigen über solches Mitteilung machen, die würden ja alle über mich herfallen, daß ich als Mutter nicht einmal weiß, wo das Mädel ist. Wie schon erwähnt, werden Sie doch kein Mädel hergeben, ohne die Eltern zu befragen. Sollte dem Mädel etwas passieren, so sind wir schon der Lage, das Mädel beerdigen zu lassen, ich habe so immer Angst, weil das Mädel so schwächlich ist."

Ihr Brief blieb unbeantwortet.

I received your letter today as I prepared to go after 12. A.M. by train to visit my dear child in the hospital. From shock over such a letter I was as if paralysed; that is really terrible for a mother. Had I known that the girl would again be pushed somewhere else, then I would have insisted to take my child home. The work would not have been too much for me. As you tell me, you do not known where the girl is. You would not give away a girl from your institution without knowing where she is going. I absolutely want to know where the girl now is. The hospital is, nevertheless, the institution where I believed that the girl would be best cared for. In the beginning when the child went into the hospital, I was excited because many people had turned my head with nasty words. But when I often visited my dear child Elisabeth, I thought my fear was unfounded, it is not as the people say. Until now, my thinking was that the girl was well taken care of by you. At my risk, take the girl back into your institution. I will again visit my child. I can absolutely not tell my relatives that I as a mother don't know where the girl is, they would all attack me. At the moment I can do nothing, first I must know where the girl is. As already stated , you would not give away a girl without asking the parents. If something should happen to the girl, then we would be in the position of have the girl buried. I am always afraid because the girl is so weak.

The letter remained without an answer.

Kempten, den 31.12.40.
Augustenweg 11/5

An die
Verwaltung der Heil- u. Pflegeanstalt
465
Kaufbeuren.

Heute wurde mir, das an meine Nichte, Irma Nickel, gesandte Weihnachtspaket zurückgeschickt ohne nähere Angabe warum. Ich ersuche um Auskunft, ob sie in einer anderen Anstalt untergebracht wurde oder ob ihr etwas zugestoßen ist.

Heil Hitler!
Frau Erna Stoffel.

Augsburg 15. Sept. 40.

Sehr geehrter Herr Direktor!

465

8. Januar 1941

Frau
Erna ▪▪▪▪▪▪
Kempten

Geehrte Frau ▪▪▪▪▪▪!

Ihre Nichte ▪▪▪▪▪▪▪▪▪ wurde am 9.Dez.40 im Rahmen plan-
wirtschaftlicher Räumungsmassnahmen in eine andere Anstalt verlegt.
Es ist uns nicht bekannt, in welche Anstalt die Verlegung erfolgte.
Die Krankenverlegungen sind von zentraler Stelle gemäss Weisung des
Reichsverteidigungskommissars veranlasst. Die Anstalt hat keinerlei
Einwirkung auf die Verlegung oder Nichtverlegung von Pflegefällen
der Anstalt. Die nächsten Angehörigen werden zu gegebener Zeit vom
Befinden der verlegten Kranken ▪▪▪▪▪▪▪ durch die Aufnahmeanstalt
verständigt werden.

Heil Hitler!

gez. Dr. Faltlhauser.

Heute wurde mir das, meiner Nichte.... gesandte Weihnachtspaket zurückgeschickt ohne
nähere Angaben warum. Ich ersuche um Auskunft, ob sie in einer anderen Anstalt untergebracht wurde oder ob ihr etwas zugestoßen ist.

**To the administration of the Heil- und Pflegeanstalt Kaufbeuren: Today a
Christmas package that I had sent my niece was returned to me without
further information. Why? I am seeking information, if she has been pla-
ced in another institution, or if something has happened to her.**

On Dec. 9th 1940 your niece .... was transferred to another institution, within the framework of our planned economy clearing measures.
We do not know to which institution the transferral followed. The patient
transferrals are ordered from a central location according to the instruc-
tions from the Reich's Defence Commissioner. The institution has no influence whatsoever to the transferral or not transferral of the chronic cases
of the institution. The next of kin are informed at a certain time by the
accepting institution about the condition of the transferred patients.

Vor fast 8 Jahren habe ich Ihnen meinen Mann zu treuen Händen übergeben. Sie verspra-
chen mir in großzügiger Weise in jeder Not zu Ihnen kommen zu dürfen. Verzeihen Sie,
wenn ich schriftlich zu Ihnen komme, da ich Sie persönlich nicht treffen konnte. Warum hat
man meinen Mann ausgeliefert? Er war Kriegsteilnehmer und hat im Weltkrieg und jener
furchtbaren dreijährigen französischen Gefangenschaft seine Gesundheit zermürbt. Ich
habe selbst für ihn bezahlt, er war also nicht auf Staatskosten in der Anstalt. Oder sollte
ich dadurch eine Schuld haben, daß ich kein Stipendium für ihn bekam. Niemals hätte ich
nur einen Pfennig angenommen. Sagen Sie mir bitte, gab das den Ausschlag? Helfen Sie
mir bitte! Sagen Sie mir die Stelle, wohin ich mich wenden kann, daß mein Mann wieder
nach Kaufbeuren zurückkommen kann. Kein Weg soll mir zuviel sein. Geben Sie mir bitte
Antwort.
Ich wünsche Ihnen selbst eine gute Genesung und zeichne in Dankbarkeit..........

**Nearly 8 years ago I put my husband in your faithful hands. You promi-
sed me in the most generous way that I might come to you for every need.
Pardon me if I come to you in written form, since I cannot meet with you
personally. Why was my husband transferred. He was a war veteran and
ruined his health in three terrible years while in French imprisonment. As
I paid for him myself, he was therefore not at the cost of the state in you
institution. Or should I perhaps take the blame, that I received no stipend
for him. I would never have accepted even one cent. Tell me please, did
that make the decision? Help me please. Tell me the place where I can turn
to, so that my husband can return to Kaufbeuren. No way is too great for
me. Please give me an answer.
I wish you a good recovery and show my thankfulness ....**

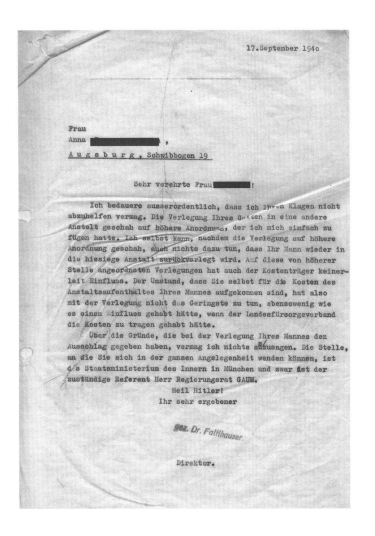

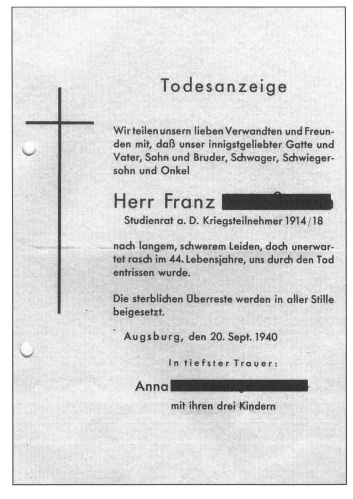

Death Announcement

We inform our dear Relatives and Friends that our most beloved Husband and Father, Son and Brother, Brother-in-law, Son-in-law and Uncle

Mr. Franz ....
Teacher and War Veteran

in his 44th year of life, was unexpectedly and quickly torn from us, after a long and difficult suffering.

The mortal remains will be buried privately.

Augsburg, Sept. 20th, 1940
In deepest mourning
Anna.........
with her three children

I regret very, very much, that I cannot remedy your complaints. The transferral of your husband to another institution happened because of a higher order, which I had to obey. I cannot do anything to transfer your husband back to this institution because of a higher order. On this transfer because of a higher order, also the cost bearer has no influence whatsoever. The situation being that you have paid for your husband's stay in the institution has nothing in the least to do with the transferral, in the same way that the national care union would have paid.

As to the reasons that decided the transferral of your husband, I cannot say anything. The place to which you can turn, in this matter, is the Ministry of the Interior in Munich, the person in charge is Regierungsrat Gaum.

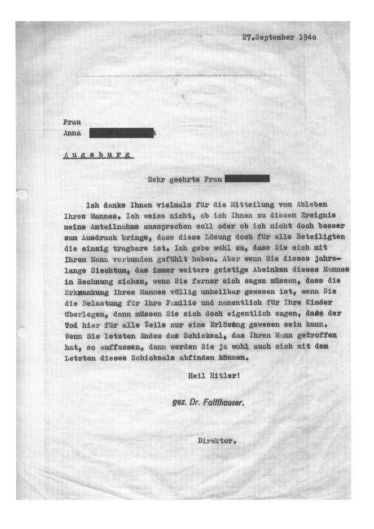

27.September 1940

Frau
Anna ██████████

A u g s b u r g

       Sehr geehrte Frau ██████

     Ich danke Ihnen vielmals für die Mitteilung vom Ableben
Ihres Mannes. Ich weiss nicht, ob ich Ihnen zu diesem Ereignis
meine Anteilnahme aussprechen soll oder ob ich nicht doch besser
zum Ausdruck bringe, dass diese Lösung doch für alle Beteiligten
die einzig tragbare ist. Ich gebe wohl zu, dass Sie sich mit
Ihrem Mann verbunden gefühlt haben. Aber wenn Sie dieses jahre-
lange Siechtum, das immer weitere geistige Absinken dieses Mannes
in Rechnung ziehen, wenn Sie ferner sich sagen müssen, dass die
Erkrankung Ihres Mannes völlig unheilbar gewesen ist, wenn Sie
die Belastung für Ihre Familie und namentlich für Ihre Kinder
überlegen, dann müssen Sie sich doch eigentlich sagen, dass der
Tod hier für alle Teile nur eine Erlösung gewesen sein kann.
Wenn Sie letzten Endes das Schicksal, das Ihren Mann getroffen
hat, so auffassen, dann werden Sie ja wohl auch sich mit dem
Letzten dieses Schicksals abfinden können.

       Heil Hitler!

       gez. Dr. Faltlhauser.

       Direktor.

Am 20. September 1940 erhielt ich von Grafeneck die traurige Nachricht, daß dort mein Mann „plötzlich und unerwartet" verschieden ist und daß man seine Leiche bereits verbrannt hat. Das ist der Dank des Vaterlandes, daß er sich in dreijähriger Kriegsgefangenschaft innerlich verblutet hat. Da ich nun von verschiedenen Leuten hörte, daß man die Sachen der Verstorbenen auch wegen „Seuchengefahr" nicht zurückbekommt, möchte ich bitten, daß alles was in der Heilanstalt Kaufbeuren von meinem Mann an Kleidern, Wäsche, Büchern noch da ist, an niemand abgegeben wird, außer an mich. Denn ich fordere für mich und meine Kinder alles zurück, auch wenn es „desinfiziert" werden müßte.......

I thank you very much for the information concerning the death of your husband. I don't know if I should offer you my sympathy in regard to this matter, or if I should rather say that this solution is the best for all concerned. I admit that you were attached to your husband. But, when you consider the lingering illness and increasing mental decline of your husband and furthermore, when you must say that the illness of your husband was completely incurable; when you consider the burden for your family and especially for your children, then you must say to yourself that death was a release for all concerned. When all is said and done, and you accept the fate that has befallen you, then you will be able to come to terms with his end.

On Sept. 20th, 1940, I received from Grafeneck the sad news that my husband suddenly and unexpectedly died and that his body already has been cremated. That is the thanks from the Fatherland for whom he internally bled to death during three years as a prisoner of war. Since I have heard from various people that the belongings of the dead cannot be returned because of the danger of an epidemic, I would ask that everything that the Heilanstalt Kaufbeuren has belonging to my husband: clothing, linen, books, not be given to anyone except to me. Because I demand everything back for myself and my children, even if it needs to be disinfected...

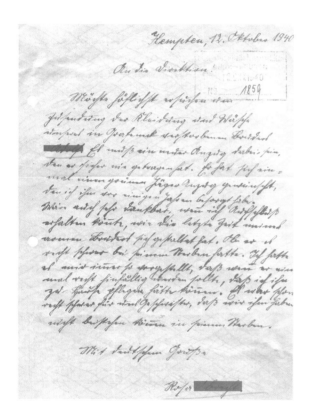

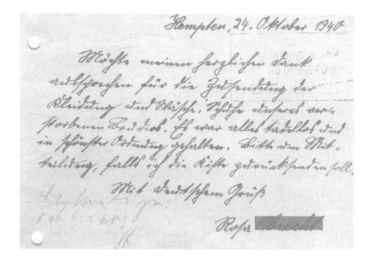

Möchte höflichst ersuchen um Zusendung der Kleidung und Wäsche unseres in Grafeneck verstorbenen Bruders Adolf. Es muß ein neuer Anzug dabei sein, den er sicher nie getragen hat. Er hat sich einmal einen grünen Jägeranzug gewünscht, den ich ihm vor einigen Jahren besorgt habe. Wäre auch sehr dankbar, wenn ich Auskunft erhalten könnte, wie die letzte Zeit unseres armen Bruders sich gestaltet hat. Ob er es nicht recht schwer bei seinem Sterben hatte. Ich hatte es mir immer so vorgestellt, daß wenn er einmal recht hinfällig werden sollte, daß ich ihn zu Hause pflegen hätte können. Es war schon recht schwer für uns Geschwister, daß wir ihn haben nicht besuchen können in seinem Sterben.

I beg you respectfully to send the clothing and linens of our brother Adolf who died in Grafeneck. There must be a new suit, which he certainly never wore. He once wished for a green hunting suit, which I got for him a few years ago. I would also be very thankful, if I could receive information about what took place with our poor brother during the final time. If he had perhaps a difficult death? I always imagined that when he would have become really frail, that I would have been able to nurse him at home. It was certainly difficult for us siblings, that we could not visit him on his deathbed.

Möchte meinen herzlichen Dank aussprechen für die Zusendung der Kleidung und Wäsche, Schuhe unseres verstorbenen Bruders. Es war alles tadellos und in schönster Ordnung gehalten. Bitte um Mitteilung, falls ich die Kisten zurücksenden soll.

I wish to express my thanks for the mailing of the clothes and linens and shoes of our deceased brother. It was all perfect and in the best order. Please let me know if I should return the boxes.

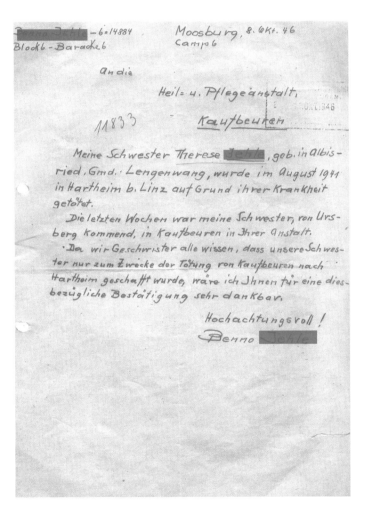

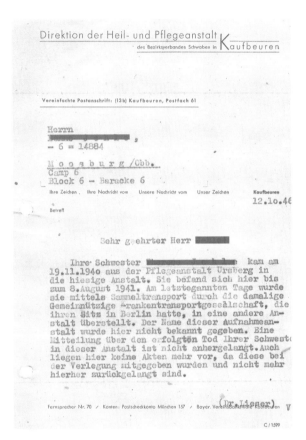

My sister..........., born in Albisried, Gmd. Lengenwang, was killed in August 1941 in Hartheim b. Linz, because of her illness. The last weeks my sister, who came from Ursberg, was in your institution in Kaufbeuren. Since we siblings all know that our sister was only transferred from Kaufbeuren to Hartheim for the purpose of killing, I would be very thankful to you for confirmation relating to this.

Your sister came on the Nov. 19th, 1940 from the Pflegeanstalt Ursberg to the present institution. She was here until Aug. 8th, 1941. On the last mentioned day she was transferred to another institution with a collection transport by the public welfare health transport organisation, located in Berlin. The name of the admitting institution is not known to us. A communication concerning the following death of your sister in this institution is not recorded here. We also have no more files, as these were given up at the time of transferral and have not been sent back.

Kindereuthanasie **Euthanasia of children**

Kinder sind von der Aktion T 4 ausgenommen worden. Aber bereits im Oktober 1939 wurde in Görden eine Kinderfachabteilung eingerichtet, der Beginn der Kindertötungen. Nach dem Euthanasiestopp der Aktion T 4 im August 1941 wurde die Kindereuthanasie systematisch aufgebaut. Es entstanden im Reichsgebiet mindestens 30 Kinderfachabteilungen. Die Leiter dieser Abteilungen waren ermächtigt, die Kinder zu töten.

Kinder wurden in diese Abteilungen eingewiesen, nachdem die abgebenden Institutionen (Krankenhäuser, Caritative Einrichtungen) zusammen mit dem Reichsausschuß in Berlin entschieden hatten, sie zu töten. Wurden die Kinder als sogenannte „Beobachtungsfälle" eingewiesen, fertigte der zuständige Leiter einen Bericht, an Hand dessen der Reichsausschuß entschied, ob weiter beobachtet oder getötet werden sollte. Die Kinder erhielten Luminal in Tablettenform oder dem Essen beigemischt, sie fielen in Bewußtlosigkeit und verstarben nach 2 bis 5 Tagen. Manchmal wurde auch Morphium-Scopolamin gespritzt.

Im Reichsgebiet starben ca 10.000 Kindern, in Bayern beispielsweise 695.

Die Aktion wurde intensiv von einigen Universitätskliniken wissenschaftlich gefördert und begleitet. Besonders hervorzuheben ist Prof. Carl Schneider, Ordinarius in Heidelberg, der mit Akribie die Gehirne der getöteten Kinder untersuchte und eine Vielzahl von Kindern in die Abteilungen einweisen ließ, um ihre Gehirne später untersuchen zu können. So schreibt er am 15. Oktober 1942 an Nitsche, Leiter der Medizinischen Abteilung der Zentraldienststelle (T 4): „Viele ‚schöne' Idioten haben wir in der elsässischen Anstalt von Hirt in Straßburg festgestellt. Verlegungsanträge werden folgen."

In diesem Bereich ist auch der Widerstand von Seiten der Ärzte am deutlichsten. So viele melden sich weg, daß es zu einem Engpaß kommt. Mit einer Denkschrift wenden sich die Professoren Rüdin, De Crinis, Carl Schneider, Heinze und Nitsche im Juni 1943 an den Generalkommissar des Führers für das Sanitäts- und Gesundheitswesen, Professor Karl Brandt, darin steht folgender Satz: „Es ist geradezu schon zu einer Flucht tüchtiger Ärzte aus der Psychiatrie gekommen, also zu einer Abwanderung bereits eingearbeiteter Kräfte in andere medizinische Tätigkeitsbereiche."

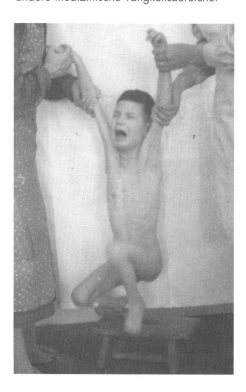 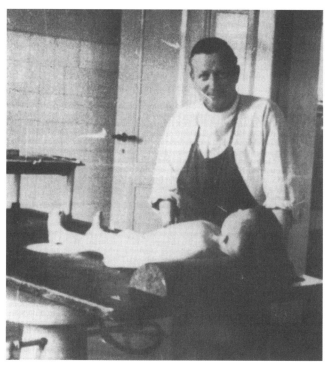

Children were excluded from the Aktion T 4, but already in October 1939 a special children's unit was established in Görden, where the killing of children began. After the ending of the "Euthanasia Aktion T 4" in August 1941, the euthanasia of children was systematically developed. At least 30 special units were developed in the Reichsgebiet. The directors of the units were authorised to kill children. Children were transferred to these wards from hospitals and welfare organisations who selected them for the euthanasia program. They were then transferred to special units after the approval of the Central Organisation in Berlin. If the children were transferred to these wards as so called "observation cases" the responsible doctor made a report, by which the central office in Berlin, decided if the child should continue to be observed or killed. The children were given Luminal in tablet form, or mixed with food; whereupon they became unconscious and died after 2 to 5 days. Sometimes Morphium-Scopolamin was also injected.

In the Reichsgebiet ca. 10,000 children died, in Bavaria for example 695.

This program was intensively controlled and scientifically promoted by the universities. Especially to be recognised is Prof. Carl Schneider, Chairman of the Psychiatric Clinic in Heidelberg, who meticulously examined the brains of the killed children, and who ordered the transferral of many children to these wards. Thus, he wrote to Nitsche, Medical Director of the Central Office (T4) on Oct. 15th, 1942: "We have discovered many 'fine' idiots in Hirt's Alsatian Institution in Strassburg, Transferral applications will follow."

In this area the resistance of psychiatrists was the strongest. So many left their positions that there was a short supply of doctors. In June 1943 the Professors Rüdin, De Crinis, Carl Schneider, Heinze and Nitsche turned to consult the "Generalkommissar des Führers für das Sanitäts- und Gesundheitswesen", Professor Karl Brandt, with a memorandum in which stands the following sentence: "It has come to an exodus of capable doctors from psychiatry, therefore to a migration of an experienced work force into other medical areas."

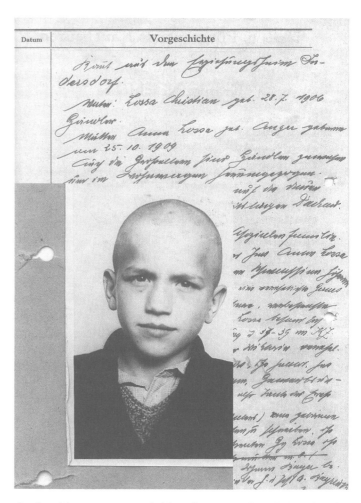

Education Report for the time from July 1940 until July 1941, about the pupil L o s s a Ernst, born Nov. 1st, 1929.

Hospitalising Youth Welfare Department: Nation Care Union, Swabia. Admitted into the Education Institution: Feb. 15th, 1940.

1.) Physical development: Lossa is a boy of medium strength and always looks bad. He has a poor athletic posture which matches his underhanded character. He has a catlike agility which becomes evident in running game as Cat and Mouse. Being rather undisciplined in physical exercise, he nevertheless was able to win the Victory Needle in the Reich's-Sport Contest this year. Last year he was hospitalised for about six weeks with Diphtheria. He recovered well, there were no bad after effects following the illness. He has a healthy appetite and can never get enough to eat. Weight: 28.5 kg; Height: 1,35 m.

2. Intellectual capacity: Lossa has an average intelligence. However, his school progress does not correspond to his in intelligence. He has periods in which he does not want to learn at all and tries to avoid the issue. If he applied himself he could be a good student. His inability to concentrate and his active fantasy seem to prevent him from doing his work. His well developed fantasy was occupied for a long time only with dirty thoughts which were revealed in his stories.

3. Character traits: Lossa is a dirty and disorderly boy; the sense for the cleanliness of his body and clothing is almost totally lacking. His addiction to steal is almost abnormal, since he steals everything he sees without thinking or having a reason. Very often he cannot even use the stolen things. In the group, as well as in the home, he can be singled out as the most difficult boy. Typical of him is his reserve and his dishonesty. He only admits to a mistake when it is obvious that he is at fault. His bad posture and his evasive glance are especially evident when he is questioned. He is not without good will. After each outrageous incident he promises positive improvement, but his will is too weak to counter his stronger bad disposition. By telling dirty stories he endangers his circle of friends. Some months ago, because of his difficult character, he was moved to a group of older boys where he actually did not belong due to his age. Here he was the underdog. He was no match for the older boys, whereas with the younger ones he could be crude and brutal. His behaviour with adults is polite, but dishonest. He does practical work correctly, as long as he is observed. As soon as one turns ones back, he abandons his work and again performs mischief.

Abschrift.

Bayer. Landesverband für Heimatdienst, Körperschaft des öffentl. Rechts

Jugenderziehungsanstalt Indersdorf/Obb.

Erziehungsbericht

für die Zeit von Juli 1940 bis Juli 1941, über den Zögling

Lossa Ernst, geboren 1. 11. 1929.

Einweisendes Jugendamt: Landesfürsorgeverband Schwaben.
Aufgenommen in die Erziehungsanstalt: 15. 2. 1940.

1.) Körperliche Entwicklung: Lossa ist ein mittelkräftiger, immer schlecht aussehender Junge. Er hat eine unsportliche Körperhaltung, die ganz seinem hinterhältigen Wesen entspricht. Er besitzt aber eine katzenhafte Gewandtheit, was bei manchen Laufspielen, wie Katze und Maus deutlich hervortritt. Trotzdem er bei sportlichen Übungen ziemlich undiszipliniert ist, konnte er dieses Jahr im Reichssportwettkampf die Siegernadel erringen. Letztes Jahr lag er ungefähr 6 Wochen an Diphterie im Krankenhaus. Er erholte sich gut von der Krankheit. Irgendwelche nachteilige Folgen zeigten sich nicht. Er hat einen gesunden Appetit und kann nie genug zu essen bekommen. Gewicht: 26,5 kg; Grösse: 1,35 m.

2. Verstandesanlagen: Lossa besitzt eine durchschnittliche Begabung. Doch entsprechen seine schulischen Leistungen nicht seiner Begabung. Er hat Zeiten, in denen er überhaupt nicht lernen mag und alles versucht, sich davon zu drücken. Bei konstantem Fleiss könnte er ein guter Schüler sein. Seine Unfähigkeit sich zu konzentrieren und seine rege Phantasietätigkeit hindern ihn scheinbar an der Erfüllung seiner Aufgaben. Seine gut entwickelte Phantasie beschäftigte sich lange Zeit nur mit unsauberen Dingen, was in seinen Erzählungen immer zutage trat.

3.) Charaktereigenschaften: Lossa ist ein unsauberer, unordentlicher Junge; der Sinn für Reinlichkeit des Körpers und der Kleidung fehlt ihm fast vollkommen. Seine Stehlsucht scheint krankhaft zu sein, da er alles wegnimmt, was er sieht, ohne Überlegung und Grund. Sehr oft kann er die gestohlenen Sachen gar nicht verwenden. In der Gruppe und wohl auch im Heim kann er als der schwierigste Junge bezeichnet werden. Typisch für ihn ist seine Verschlossenheit und Unehrlichkeit. Einen begangenen Fehler gibt er nur zu, wenn er ihn auf den Kopf zugesagt bekommen. Bei einem Verhör fällt besonders seine ungerade Haltung und sein lauernder Blick auf. Ohne guten Willen ist er nicht. Nach jeder Untat gelobt er Besserung, doch ist sein Wille zu schwach gegenüber der Stärke seiner schlechten Anlagen. Durch das Erzählen schmutziger Dinge gefährdete er die Kameraden seiner Gruppe. Wegen seinem schwierigen Wesen kam er vor einigen Monaten in die Gruppe der grossen Jungen, wo er allerdings noch gar nicht hingehörte. Hier nimmt er eine mehr untergeordnete Stellung ein. Gegen die grösseren Jungen kommt er nicht auf, während er gerade gegen jüngere Kameraden roh und brutal werden konnte. Sein Verhalten Erwachsenen gegenüber ist höflich, aber unehrlich. Arbeiten praktischer Art verrichtet er ordentlich, solange er unter Aufsicht steht. Sobald man ihm den Rücken kehrt, lässt er die Arbeit im Stich und treibt Unfug.

4.) Neigungen: Lossa zeigt bis jetzt für nichts ein reges Interesse. Er erweckt den Eindruck, als ob sein ganzes Denken und Empfinden mit unguten Dingen beschäftigt sei, sodass für andere Gebiete kein Interesse vorhanden ist.

5.) Schulische Leistungen: Letzte Benotung: Haltung 4; Turnen 3 Fleiss 4; Deutsch 4; Heimatkunde 4; Musik 3; Rechnen 4.

Kurze Beurteilung: Durchschnittlich begabt; kann sich nicht konzentrieren; meistens geistesabwesend; sehr bequem; unfroh; verschlossen; lügt; stiehlt; ist feig! Willensschwach !

gezeichn.: Elisabeth Kittl, Lehrerin.

6.) Psychiatrische Beobachtungen:
Psychiatrisches Gutachten vom August 1940.: Zusammenfassung: Obiger Bericht der Erzieherin zeigt schon die Schwierigkeiten, die Lossa in einer Gruppe macht. Er ist dauernd nach aussen hin freundlich, heiter, zu allen Dummheiten aufgelegt und dabei verliert er keinen Augenblick die nur erdenklichsten Möglichkeiten aus dem Auge, irgend etwas, ob es für ihn Wert oder Unwert bedeutet, zu stehlen. Dabei schreckt er auch nicht vor grösseren Schlägern zurück, wie z.B. seiner eigenen Lehrerin auf ganz raffinierte Weise den Geldbeutel zu stehlen. Gelegentlich beichtet er dann wieder völlig zerknirscht dem Heimleiter alles, was in so einer Periode vorgefallen ist. Dieser völlig haltlose Junge bedeutet für die Allgemeinheit eine Gefahr und muss verwahrt werden. Er ist auch auf die Dauer in unserem Heim untragbar. Baldige anderweitige Unterbringung wäre uns sehr lieb. Eine Versetzung in eine andere Erziehungsanstalt ist zwecklos. In ein Pflegeheim passt er wegen seiner geistigen Veranlagung nicht hinein. Es wird daher sehr schwierig sein, bei den heutigen Möglichkeiten die gegebene Unterbringung zu finden.

Indersdorf, den 1. Juli 1941. Jugenderziehungsheim Indersdorf.

Gez.: Erziehungsleiter I.V. G. Friedel.

- -

Abschrift des Schreibens vom 9. März 1942 der Jugenderziehungsanst. Indersdorf in Sache:
Fürsorge für Lossa Ernst, geb. 1.11.29 an den
Landesfürsorgeverband Schwaben in Augsburg:

Wie aus dem psychiatrischen Gutachten vom August 1940 sowie aus unserm Erziehungsbericht vom Juli 1941 ersichtlich ist, handelt es sich bei Lossa Ernst um ein selten stark abartiges Kind und damit gemeinschaftsunfähiges Kind. Wie bereits in dem letzten Erziehungsbericht erwähnt, musste Lossa wegen Untragbarkeit bei seinen Altersgenossen zu älteren Jungen versetzt werden. Auch dieser Versuch ist misslungen, sowie alle anderen inzwischen versuchten pädagogischen Massnahmen ohne anhaltenden Erfolg blieben. Lossa ist für die Gruppengemeinschaft, in der er untergebracht ist, ein so grosser Hemmschuh, dass ein Verbleib im Interesse einer geordneten Erziehungsarbeit nicht mehr verantwortet werden kann.

4.) Tendencies: Until now Lossa has not shown a lively interest in anything. He gives the impression that his entire thinking and feeling revolves around bad thoughts, thus there is no room for interest in other areas.

5.) School performance: Last grades: Posture 4; Gymnastics 3; Diligence 4; German 4; Local Studies 4; Music 3, Math 4.
Short confidential report: Generally talented; cannot concentrate; most often absent-minded, lazy; unhappy; withdrawn; lies; steals; is cowardly! lacks willpower! Signed: E. K., Teacher.

6.) Psychiatric observations:
Psychiatric Expert Opinion form August 1940: Summary: The above report of the teacher already shows the problems that Lossa has when in a group. He is always outwardly friendly, cheerful, ready for all nonsense and never loses a moment, or the opportunity to steal something be it of value or worthless. At the same time, he does not recoil from more serious actions, as for example, stealing the purse in a very clever way from his teacher. Occasionally he confesses everything in a totally remorseful manner to the head of his home. This totally unstable boy is a danger for the general public and must be kept in a safe place. In the long run he is also unbearable in our home. We would be glad if a speedy accommodation somewhere else could be arranged. A transfer to another education institution is useless. He does not belong in a nursing home due to his mental disposition. Therefore, it will be very difficult to find the right accommodation due to the current possibilities.

Indersdorf, the July 1st , 1941. Youth Educational Home Indersdorf.
Signed: Educational leader, i.V. G. F.

Copy of a letter from March 9th, 1942 from the Youth Educational Institution, Indersdorf:
Concerning: Care for Lossa Ernst, born Nov. 1st, 1929,
to the National Care Union Swabia in Augsburg:
As can be seen from the Psychiatric Expert Opinion from August 1940 and our Education Report from July 1941; we are dealing, in Lossa Ernst, with an unusually abnormal and therefore antisocial child. As already mentioned in the last educational report, Lossa had to be moved to be with older boys because of his unbearable behaviour in his own age group. Also this attempt failed, as all other educational actions tried in the meantime, which also showed no lasting success. Lossa is such a hindrance for the group which he is in currently, that his remaining there in the interest of an ordered educational system is no longer feasible.

Kindereuthanasie **Euthanasia of children**

Am 20. 4. 1942 wird Ernst Lossa in die Heil-und Pflegeanstalt Kaufbeuren eingewiesen. Die letzten Eintragungen des Verlaufsberichts:

10.06.1943: „Lebhafter, verschlagener Bursche, voll von kleinen Tücken und Bosheiten, wirkt arrogant und frech, wenn er irgendwo die Oberhand zu gewinnen versucht. Neigt zu Unzufriedenheit und Auflehnung. Er bedarf entschiedener Behandlung, hält Gutmütigkeit für Schwäche."

25.07.1943: „Leicht erregbar, macht dem Stationspfleger kleine Hilfsarbeiten, nicht beständig, Wechsel zwischen lebhaftem, unstetem Wesen und mürrischer Verstimmung, nimmt weg, was er sieht, lauert auf kleine Schwächen seiner Umgebung, schwierig zu behandeln."

09.12.1943: „Ein seit kurzer Zeit unternommener Arbeitsversuch schlug gründlich fehl. L. stahl, was er konnte, war vor allem auf Schlüssel aus, gelangte in die Apfelkammer, verteilte Äpfel an Mitkranke. Lügenhaft, diebisch, brutal. Kann bei seinen offenkundig asozialen Neigungen nicht mehr zu Hausarbeiten mitgenommen werden."

08.07.1994: „Neuerlicher Arbeitsversuch scheiterte, L. begann zu stehlen, versteckte sich, machte Schwierigkeiten, trieb Unfug."

09.08.1944: „Exitus"

Zwei Krankenpfleger berichten nach 1945 den amerikanischen Ermittlern als Zeugen:

P. H.:
Zum Fall Lossa erkläre ich folgendes: Bezüglich des Lossa hiess es mehrfach, dass man ihn nicht brauchen könne, weil er unverbesserlich sei. Diese Äusserung machten mir gegenüber sowohl Dr. Faltlhauser als auch Frick und zwar in dem Sinne, dass ich Lossa durch Luminal beiseite schaffen sollte. Ich streubte mich jedoch dagegen, weil Lossa einer meiner liebsten Patienten war. Er hat zwar, wo er konnte gestohlen, er war jedoch auf der anderen Seite ausserordentlich hilfsbereit und gefällig, so dass ich ihn gut leiden konnte. Auf nochmalige Frage: Dr. Faltlhauser fragte mich wiederholt, ob ich dem Lossa kein Luminal beibringen könne und auch Frick fragte mich, ob man Lossa nicht etwas geben könne, man könne ihn nirgends brauchen.
Eines Tages wurde ich dann anfangs August 1944 - an den genauen Zeitpunkt kann ich mich nicht mehr erinnern - zur Nachtwache eingeteilt. Den Auftrag hierzu brachte mir der Pflegesekretär Holzmann. Von Dr. Faltlhauser bekam ich den Auftrag, dem Lossa in der Nachtwache Luminal beizubringen. Faltlhauser hatte mit mir schon vorher darüber gesprochen, wie man es machen könne, um diesen Jugen zu „Beruhigung" zu bringen und hat mich zu diesem Zweck zur Nachtwache eingeteilt. Ich sagte dann am Vorabend zu Lossa: „Du musst heute auf die Kinderabteilung. Du bekommst eine Typhusspritze." Lossa bekam dann ein Kinderbett angewiesen. Während er schlief, bekam er in meinem und des Frick Beisein von der Pauline Kneissler eine Spritze, vermutlich Morphium-Skopolamin. die Spritze hat die Kneissler selbst zubereitet. Während Lossa die Spritze gegeben wurde, wachte er auf. Er hat sich kaum gewehrt, so dass man ihn fast nicht halten brauchte, als man ihm sagte, dass das eine Typhusspritze sei. Lossa fürchtete sich nämlich sehr vor Typhus.
Ich habe Lossa in jener Nacht das Luminal, das ich ihm ursprünglich geben sollte, nicht gegeben, weil ich wußte, dass er sich keines geben liess. Mit Gewalt aber konnte man ihm keines eingeben, weil er zu kräftig und zu flink war.
Ich hatte im Auftrag von Dr. Faltlhauser und mit Wissen von Frick bereits früher einmal versucht dem Lossa Luminal einzugeben. Dieser Versuch war jedoch misslungen. Daher kam es, dass man auf den Gedanken kam, dem Lossa eine Spritze zu geben.
Sowohl Dr. Faltlhauser als auch Frick erklärten, der Lossa müsse weg. Ich entgegnete dem, dass es mit Luminal nicht ginge. Auf meinen Vorschlag hin wurde dann erwogen, dem Lossa eine „Typhusspritze" zu geben. Ich berichtige mich dahin, dass Frick den Vorschlag machte, dem Lossa eine Spritze zu geben. In der betreffenden Nacht wurde ich sodann von Frick

gerufen, um Lossa eventuell zu halten, falls er sich wehren sollte. Als ich in das Kinderzimmer kam, waren Kneissler und Frick bereits dort. Ich wiederhole, dass dann die Kneissler dem Lossa in meiner und des Frick Gegenwart die Spritze verabreicht hat. Nach der Spritze gingen wir gemeinsam weg. Lossa verstarb am nächsten Tage."

B. S.:
„Lossa, der von den unnatürlichen Sterbefällen Bescheid wusste, der auch gesehen haben dürfte, dass Kranke besondere Spritzen oder Tabletten bekamen, war für die Wegräumung offensichtlich ausersehen. Er selbst ahnte auch, dass er bald sterben müsse. Lossa war wegen seines Wesens trotz der diebischen Veranlagung bei allen Pflegern sehr beliebt. Am 8. August 1944 am Nachmittag schenkte er mir im Garten der Anstalt ein Bild von sich mit der Aufschrift „Zum Andenken". Ich fragte ihn, warum er mir das Bild schenkt, er meinte, ich lebe doch nicht mehr lange und erklärte mir, er möchte aber doch sterben, so lange ich noch da wäre weil Lossa dann wüsste, dass er schön eingesargt würde. In der hier genannten Woche hatte Heichele Nachtwache. Als ich in der Frühe des 9.8. in das Krankenzimmer kam, fiel mir auf, dass Lossa nicht in seinem Bett im Krankenzimmer lag. Ich fand ihn dann im Kinderzimmer und erschrak, als ich ihn ansah, sein Gesicht war blaurot gefärbt, er hatte Schaum vor dem Mund, um den Mund und Hals war er augenscheinlich wie gepudert, er röchelte schwer. Als ich ihn ansprach, reagierte er nicht mehr und im Laufe des Tages, etwa gegen 4 Uhr nachmittags ist er dann ohne das Bewusstsein wieder zu erlangen, gestorben. In seinem Hemdkragen fand ich 2 Tabletten ohne Aufschrift, unter seinem Bett eine leere Ampulle. Am Nacken des Toten war eine blaurote Stelle, etwa in Faustgrösse. Da die Leiche keine Totenflecken aufwies, muss diese Stelle eine andere Ursache gehabt haben. Lossa war ein grosser, kräftiger, gesunder Bursche, der meines Erachtens nach nur mit Anwendung von Gewalt umgebracht worden sein kann. Bei der Sektion der Leiche nahm ich nur einen Schnitt zur Öffnung der Brusthöhle vor. Sofort fiel mir der stechende Geruch auf, der aus der Brusthöhle kam. Mit Billigung des Herrn Dr. Gärtner, der den Jungen ebenfalls sehr gern hatte, sah ich von einer weiteren Sektion bei ihm ab. Als am 9.8. Frau Braun zu ihrem Dienst kam, sagte ich zu ihr: „Geh mal herein und schau mal, wer hier wieder liegt," ich sagte ihr zunächst keinen Namen. Frau Braun erschrak sehr und war sehr empört, als sie den Jungen liegen sah. Am Tage vorher war er noch so lustig und hat fleissig und fest gearbeitet, Betten geklopft, etc. und über Nacht war er so zugerichtet, dass er im Laufe des Tages sterben musste. Auch der Pflegesekretär Holzmann war über diesen Fall sehr ungehalten. Es war jedem Pfleger klar, dass hier gemordet wurde. In dem Fall Lossa kann meines Erachtens Heichele nicht allein gewesen sein, denn diesen kräftigen Burschen konnte ein Mann allein nicht überwältigen. Vielleicht hat hier die Schwester Pauline mitgeholfen. Dies sind aber alles nur Vermutungen, soweit ich aber alle Pfleger kannte, kann es sich aber nur um Heichele handeln, denn er nur genoss das Vertrauen der Direktion, des Insp. Frick und des Dr. Faltlhauser. Meines Erachtens hat keiner der anderen Pfleger irgendetwas mit der Sache zu tun. Ich habe mich mit Dr. Gärtner über diese vielen Sterbefälle unterhalten. Dr. Gärtner sagte, das geht uns nichts an, das ist Faltlhauser sein Geschäft und es wird auch die Stunde kommen, wo auch die Toten nach gerechter Sühne schreien werden. Dr. Gärtner wusste, dass Dr. Faltlhauser das Euthanasieverfahren leitete."

On April, 20th, 1945 Ernst Lossa is admitted to the psychiatric hospital Kaufbeuren. The last progress notes:

10.06.1943: "Lively, sly boy, full of little tricks and malice, seems arrogant and impudent when he attempts to be the superior one. Tends to be unsatisfied and rebellious. He requires a strongly defined treatment; thinks good nature is weakness."

25.07.1943: "Easily excited, helps the ward nurse in little jobs, unstable; changing between lively, inconstant behaviour and morose feeling; steals what he sees, he waits for weak opportunities in his surroundings, difficult to handle."

09.12.1943: "In the recent past, an attempt at working failed completely. L. stole whatever possible, was especially intent on keys; succeeded in getting into the apple storage room and distributed the apples to other patients. False, malicious, brutal. One cannot use him any more for housework, due to his obvious antisocial tendencies."

08.07.1944: "Another try at work failed. L. began to steal, hid himself, made problems and was mischievous.

09.08.1944. "Exit."

Two nurses, as witnesses, report to the American investigators after 1945:

P.H.:
"In the case of Lossa I tell the following: In regard to Lossa it was often said that one could not use him because he was incorrigible. Dr. Faltlhauser as well as Frick told me in a sense, that I should get rid of Lossa with Luminal. I inwardly protested against this, because Lossa was a favourite patient of mine. On the one hand he stole wherever he could, but on the other hand was exceptionally helpful and kind, so that I could like him. In answer to the repeated question:
Dr. Faltlhauser asked me repeatedly if I could'n give Luminal to Lossa, and also Frick asked me if one could not give something to Lossa because one has no use for him anywhere.
One day in the beginning of August 1944 - I can no longer remember the exact time - I was given the night shift. I was given this order by head nurse H.. Dr. Faltlhauser gave me the order to give Luminal to Lossa during the night shift. Faltlhauser had already spoken to me earlier about how one could "quiet" this boy, and had for this purpose given me the night shift. I said in the evening to Lossa: "You must go today to the children's ward. You will be given a typhoid injection." Lossa was given a bed in the Children's ward. In my presence and that of Frick, he received an injection from Pauline Kneissler, probably Morphium Scopolamin. The injection was personally prepared by Kneissler. As Lossa was given the injection he woke up. He didn't resist at all, so that one hardly had to hold him when we told him it was a typhoid injection. It was known that Lossa was very afraid of typhoid.
I did not give Luminal to Lossa that night as I should have done, because I knew that he would not allow it. One could not give it with force, because he was too strong and too quick.
I had already tried on the order of Dr. Faltlhauser and with the knowledge of Frick to give Lossa Luminal. This attempt failed. Because of this, one came upon the idea to give Lossa an injection.
Dr. Faltlhauser as well as Frick said Lossa must disappear. I responded to them that it could not be done with Luminal. On my suggestion it was considered to give Lossa a "typhoid injection". I correct myself, it was Frick that

made the suggestion to give Lossa an injection. On the night in question, I was called by Frick to possibly hold Lossa in case he should resist. When I came to the children's room Kneissler and Frick were already there. I repeat, that Kneissler then gave Lossa the injection in my and Frick's presence. Lossa died the next day."

B.S.:
"Lossa, who was aware of the cases of unnatural deaths, who also might have seen that the sick were given special injections or tablets; was obviously selected to be removed. He himself sensed that he must soon die. Lossa was well liked by all the nurses because of his character, despite his stealing talent. On the afternoon of August 8th , 1944, in the garden of the institution, he gave me a photograph of himself with the inscription "in memory". I asked him why he gave me the photograph and he said he believed he would no longer live a long time. He told me he would like to die as long as I was still there, because Lossa knew that I would put him in a coffin in an orderly way. Heichele had the night shift in the week in question. When I came into the patients room early on the morning of the Aug. 9th, I noticed that Lossa was not in his bed. I found him then in the children's ward. I was shocked when I looked at him. His face was coloured blue-red, he had foam around the mouth, around the mouth and neck he looked as if powdered, he breathed with great difficulty. When I spoke to him he did not react anymore and in the course of the day at about 4.P.M., he died without regaining consciousness. In his shirt collar I found 2 tablets without inscription, under his bed an empty ampoule. On the neck of the dead was a blue-red spot about the size of a fist. As the body had no death spots, this spot must have had another cause. Lossa was a big, strong, healthy boy, who in my opinion could only have been killed with the application of violence. In the autopsy I made only one incision to open the chest cavity. Immediately I became aware of the pungent smell which came from within. With the approval of Dr. Gärtner, who also liked the boy very much, I refrained from a continuation of the autopsy.
On Aug. 9th. when Mrs. B. came on duty, I said to her, "Go in there and see again who is lying there", without saying a name. Mrs. B. was very shocked and upset when she saw the boy lying there. On the previous day he was still so happy and had worked so diligently and hard, making beds etc. and overnight it was determined that he should die on the next day. Also the head nurse H. was annoyed about this case. It was clear to every nurse that a murder had taken place here. With Lossa, in my opinion, Heichele cannot have been alone, since one man alone could not have overpowered this strong boy. Maybe the nurse Pauline had helped. These are all only suppositions, bu knowing all the nurses, it can only concern Heichele, because only he alone had the trust of the Direction, Inspector Frick and Dr. Faltlhauser. In my opinion, none of the other nurses had anything to do with this event. I spoke with Dr. Gärtner about the many death cases. Dr. Gärtner said that it doesn't concern us, that it is the business of Dr. Faltlhauser; and the hour will come when also the dead will cry out for just atonement. Dr. Gärtner knew that Dr. Faltlhauser directed the euthanasia process."

Dezentrale Euthanasie: Das Hungersterben und Tötungen durch Medikamente
Decentralized Euthanasia: Death from starvation and drugs

Am 17. November 1942 findet im bayerischen Innenministerium eine Konferenz mit den bayerischen Anstaltsdirektoren statt. Ein Teilnehmer berichtet nach 1945 den amerikanischen Ermittlungsbehörden folgendes:

„Im November 1942 wurden durch ein Geheimschreiben die bayerischen Anstaltsdirektoren kurzfristig zum Staatsministerium des Innern, Gesundheitsabteilung, nach München vorgeladen. Die Sitzung wurde sofort als Staatsgeheimnis erklärt, die Direktoren mußten sich rechtfertigen über die Zahl der Todesfälle in den Anstalten, die durch Unterernährung und Tuberkulose in die Höhe gestiegen waren. Trotzdem wurde von dem Vorsitzenden erklärt, es stürben in den Anstalten noch viel zu wenig Kranke, es sei gar nicht notwendig, auftretende Krankheiten zu behandeln. Der Direktor der Anstalt Kaufbeuren hielt dann einen kurzen Vortrag über sein eigenes Vorgehen, er sei zuvor ein Gegner der Euthanasie gewesen, habe dann aber Einblick in die offiziellen Zahlen bekommen und bedaure jetzt, daß die Euthanasie eingestellt worden sei. Er gehe jetzt in seiner ihm unterstellten Anstalt so vor, daß er den Kranken, die sonst unter die Euthanasie gefallen wären, nur eine völlig fettlose Kost verabreichen ließe, er mache ausdrücklich auf fettlos aufmerksam. Innerhalb dreier Monate gingen die Kranken daraufhin durch Hungerödem ein. Er empfehle dieses Vorgehen allen Anstalten als Gebot der Stunde. Vom Vorsitzenden wurde darauf sofort die Anordnung gegeben, daß diese sogenannte Hungerkost in allen Anstalten unverzüglich durchzuführen sei, eine schriftliche Anordnung erginge nicht, es werde aber geprüft, ob man den Anordnungen nachkomme."

In vielen Kliniken wurde diese Hungerkost eingeführt, zunächst in Bayern und später auch in vielen Reichsanstalten. In manchen Anstalten wurden Patienten auch unmittelbar mit Luminal- und Morphium-Scopolamin-Gaben getötet. Etwa 90.000 Patienten sind im Rahmen dieser dezentralen Euthanasie gestorben.

On Nov. 15th, 1942 a conference took place in the Bavarian Ministry of the Interior with the directors of all Bavarian psychiatric hospitals. After 1945, a participant reported the following to the American investigating authorities:

"In November 1942 the medical directors of all Bavarian psychiatric hospitals were summoned with a secret letter to the Ministry of the Interior's Health Department in Munich. The meeting was at once declared as secret. The directors had to justify the number of deaths in their institutions, which had risen in number due to starvation and tuberculosis. Nevertheless the chairman explained that too few patients were dying in the institutions and it would not be necessary to treat emerging illnesses. The director of the Heil- und Pflegeanstalt Kaufbeuren delivered a short lecture about his personal procedure. At first he was against euthanasia, but when he gained insight into the official numbers, he regretted that euthanasia had been stopped. He now gives the patients in his institution, that would otherwise have come under the euthanasia program, a completely fat-free diet, he especially stresses the fat-free. Within three months the patients die from famine edema. He recommends this procedure to all institutions as the dictate of the moment. As a result, the chairman gave the immediate order, that this so called "starvation diet" should be realised at once in all institutions. There would be no written order, but it would be checked if one had followed this order."

This starvation diet was introduced in many hospitals, first in Bavaria and later countrywide. In some institutions patients were directly killed by doctors and nurses suministering high doses of Luminal and Morphium-Scopolamin. Some 90,000 patients were killed during the three years of decentralized euthanasia.

Menschenversuche **Human experiments**

Es ist erst in den letzten Jahren ans Licht gekommen, daß in den psychiatrischen Anstalten auch Menschenversuche durchgeführt wurden. Darüber wissen wir noch wenig. Ungeklärt ist noch die Aufgabe von Labors der I.G. Farben, die in mehreren psychiatrischen Anstalten in der Kriegszeit eingerichtet wurden. Anfang der 90er Jahre wurden erneut die Experimente von Professor G. Schaltenbrand diskutiert, der chronisch psychisch Kranke der Anstalt Werneck 1940 intracutan und zysternal Liquor von Affen injizierte, die wiederum mit Liquor von Multiple Sklerose-Kranken infiziert worden waren.

Aus dem Nachlaß eines vor wenigen Jahren verstorbenen Arztes, der in den Nachkriegsjahren in der Anstalt Kaufbeuren tätig war, stammt die folgende Korrespondenz.

It has only come to light in the last years that human experiments were also performed in psychiatric institutions. We still know little about this. It is still unclear what the purpose of the I.G. Farben laboratories were, which were installed during the war years in many psychiatric institutions. Beginning in the 90's, the experiments of G. Schaltenbrand were discussed anew. In 1940, in the psychiatric hospital of Werneck, he had injected chronic mentally ill patients intradermally and cisternally spinal fluid from apes, which themselves had been injected previously with spinal fluid from multiple sclerosis patients.

From the estate of a recently deceased doctor who was active in the post war years in the Heil- und Pflegeanstalt Kaufbeuren, comes the following correspondence.

MITTELBERG BEI OY, den 26.10.42.

Sehr geehrter Herr Kollege!

Zur Ergänzung meiner wissenschaftlichen Versuche über die Tuberkulose-Schutzimpfung beim Menschen möchte ich einig tuberkulinnegative Kinder einer Vaccination mit meinem Impfstoff (bestehend aus sicher abgetöteten Tuberkelbazillen und Lanolin) unterziehen. Mein früherer Lehrer, Herr Professor B e s s a u , Direktor der Universitäts-Kinderklinik Berlin, führt Parallelversuche dieser Art bei Kindern der Heil- und Pflegeanstalt Wittenau durch. Der Reichsgesundheitsführer Dr. C o n t i , sowie der Reichstuberkulose-Ausschuss befürworten diese Untersuchungen sehr, da hiervon die baldige Einführung einer allgemeinen Tuberkulose - Schutzimpfung abhängig ist.

Sie können versichert sein, dass die Kinder durch die Vaccination keinen körperlichen Schaden erleiden. Die Vaccination ist an zahlreichen Tierversuchen erprobt und durchaus unschädlich. Ich wäre Ihnen dankbar, wenn Sie mir möglichst umgehend mitteilen würden, wieviel Kinder Sie mir für diesen Zweck zur Verfügung stellen können. Ich würde in diesem Falle selbst die vor der Impfung notwendige Prüfung auf Tuberkulinempfindlichkeit vornehmen und die Vaccination später anschliessen. Der Impfstoff ist nach meinem Rezept im Behring-Institut Marburg/Lahn hergestellt worden. Ich habe selbst schon 2 Kinder geimpft; dieselben haben keinerlei Schaden erfahren.

Für Ihre Bemühungen im voraus meinen verbindlichsten Dank. Mit besten kollegialen Empfehlungen und

Heil Hitler!

P.scr:
Herr Reg.Rat Gaum vom Innenministerium München gab mir Ihre werte Adresse und würde es begrüssen, wenn ich meine Untersuchungen in Ihrem Hause durchführen könnte.

D.U.

Dr. med. habil. G. Hensel
Mittelberg b. Oy/Allgäu

29.Oktober 1942

Herrn
Dr.med.habil.G. H e n s e l ,
Kinderheilstätte Mittelberg

M i t t e l b e r g bei Oy

Sehr geehrter Herr Kollege!

Ich danke Ihnen vielmals für Ihr Schreiben vom 26.10.42. Ich war von Herrn Regierungsrat G a u m des Staatsministeriums des Innern bereits von Ihrem Anliegen unterrichtet.

Die hiesige Kinderfachabteilung hat jetzt rund 130 Kinder, im Alter von 1-14 Jahren, die wohl freilich nicht alle für Ihre Zwecke verwendbar sind. Jedenfalls findet sich aber eine genügende Zahl für Ihre Versuche.

Es dürfte sich vielleicht empfehlen, dass Sie gelegentlich hierher kommen, damit an Ort und Stelle das Notwendige besprochen werden kann. Ich möchte Sie aber bitten, den von Ihnen beabsichtigten Besprechungstermin vorher vielleicht telefonisch mitzuteilen, damit ich auch sicher anwesend bin.

Mit besten kollegialen Empfehlungen und Heil Hitler!

Ihr

gez. Dr. Faltlhauser.

To complete my scientific experiments on a human tuberculosis vaccine, I would like to vaccinate some tuberculin negative children with my vaccine (consisting of dead Tubercle-bacillus and Lanolin). My former teacher, Professor B e s s a u , Director of the Paediatric Clinic in Berlin, is conducting parallel experiments of this kind with children from the Heil- und Pflegeanstalt Wittenau.
The "Reichsgesundheitsführer" Dr. C o n t i , as well as the "Reichstuberkulose-Ausschuß", strongly support these investigations, since on these depend the early introduction of a general tuberculosis vaccine.

You can be assured that the children will suffer no physical harm due to the vaccination. The vaccination has been tested in numerous animal experiments and is quite possibly harmless. I would be most grateful if you could let me know as soon as possible how many children you could make available to me for this purpose. I would, in this case, personally make the tuberculin sensitive tests necessary before the inoculations, and later the following vaccinations. The vaccine has been produced according to my prescription in the Behring-Institute, Marburg/Lahn. I have already personally inoculated 2 children, these have not experienced any negative effects whatsoever.

Thank you very much for your communication of Oct. 26th, 1942.
I was informed already by Regierungsrat Gaum, of the Ministry of the Interior, about your matter.

The present children's unit has now about 130 children between the age of 1 - 14 years, who naturally would not all be suitable for your purpose. In any case there are sufficient numbers for your experiments. It my be perhaps suggested that you occasionally visit our unit, so that the most necessary can be discussed on location. However, I must ask you to please notify me in advance, possibly by telephone, of your intended conference date, so that I can be sure to be present.

Menschenversuche **Human experiments**

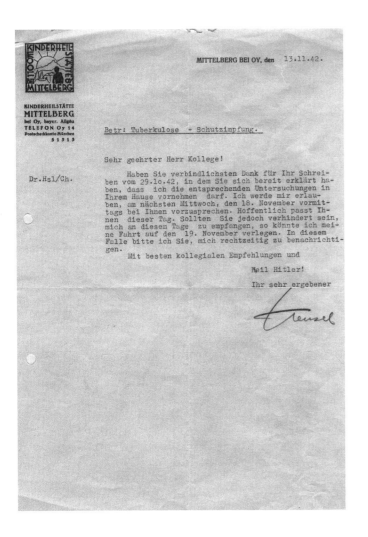

MITTELBERG BEI OY, den 13.11.42.

KINDERHEILSTÄTTE
MITTELBERG
bei Oy, bayer. Allgäu
TELEFON Oy 14
Postscheckkonto München
51313

Dr.Hsl/Ch.

Betr: Tuberkulose - Schutzimpfung.

Sehr geehrter Herr Kollege!

Haben Sie verbindlichsten Dank für Ihr Schreiben vom 29.1o.42, in dem Sie sich bereit erklärt haben, dass ich die entsprechenden Untersuchungen in Ihrem Hause vornehmen darf. Ich werde mir erlauben, am nächsten Mittwoch, den 18. November vormittags bei Ihnen vorzusprechen. Hoffentlich passt Ihnen dieser Tag. Sollten Sie jedoch verhindert sein, mich an diesem Tage zu empfangen, so könnte ich meine Fahrt auf den 19. November verlegen. In diesem Falle bitte ich Sie, mich rechtzeitig zu benachrichtigen.

Mit besten kollegialen Empfehlungen und

Heil Hitler!

Ihr sehr ergebener

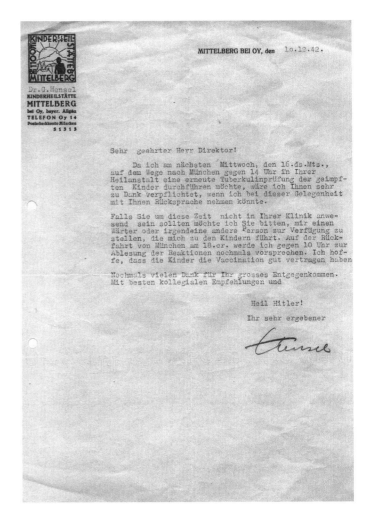

MITTELBERG BEI OY, den 1o.12.42.

Dr.G.Hensel
KINDERHEILSTÄTTE
MITTELBERG
bei Oy, bayer. Allgäu
TELEFON Oy 14
Postscheckkonto München
51313

Sehr geehrter Herr Direktor!

Da ich am nächsten Mittwoch, den 16.ds.Mts., auf dem Wege nach München gegen 14 Uhr in Ihrer Heilanstalt eine erneute Tuberkulinprüfung der geimpften Kinder durchführen möchte, wäre ich Ihnen sehr zu Dank verpflichtet, wenn ich bei dieser Gelegenheit mit Ihnen Rücksprache nehmen könnte.

Falls Sie um diese Zeit nicht in Ihrer Klinik anwesend sein sollten möchte ich Sie bitten, mir einen Wärter oder irgendeine andere Person zur Verfügung zu stellen, die mich zu den Kindern führt. Auf der Rückfahrt von München am 18.cr. werde ich gegen 10 Uhr zur Ablesung der Reaktionen nochmals vorsprechen. Ich hoffe, dass die Kinder die Vaccination gut vertragen haben

Nochmals vielen Dank für Ihr grosses Entgegenkommen. Mit besten kollegialen Empfehlungen und

Heil Hitler!

Ihr sehr ergebener

Please accept my most friendly thanks for your communication of Oct. 29th, 1942, in which you have agreed that I may carry out the appropriate tests in your institution. I will take the liberty of speaking with you on next Wednesday, the 18th of November in the morning. Hopefully this day is acceptable.

Should you be prevented from seeing me on this day, I could change my trip to the 19th of November. In this case, please notify me in time.

Since I would like, on my way to Munich next Wednesday, the 16th of the month to administer in your institution once again a tuberculin test on the inoculated children, I would be most thankful, if on this occasion I could have a consultation with you.

In case you will not be available in your clinic at this time, I request from you to put at my disposal somebody who can take me to the children. On my return from Munich, on the 18th around 10 o'clock, I will again record the reactions. I hope that the children have tolerated the vaccination well.

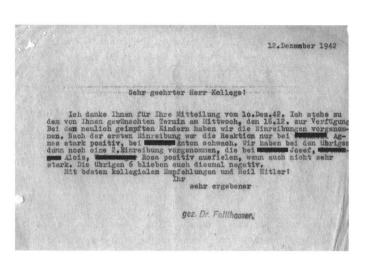

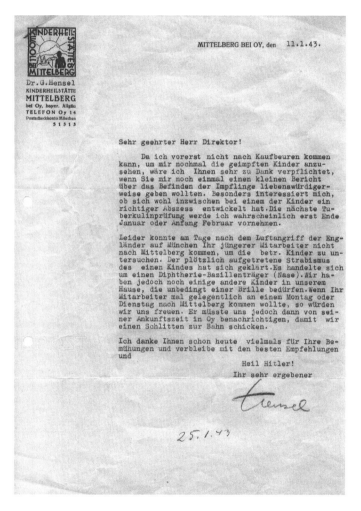

I thank you for your communication from Dec. 10th, 1942. I remain available for you on your requested appointment on Wednesday the 16th of December. We have begun the rubbings on the recently inoculated children. After the first rubbing the reaction was only strongly positive with ████████ Agnes, with ████████ Anton weak. With the rest we undertook a second rubbing, which with ██████ Josef, ██████████ Alois, ██████████ Rosa had a positive, if not very strong result. The remaining 6, also this time, stayed negative.

Since, for the time being, I cannot come to Kaufbeuren in order to once again look at the inoculated children, I would be most thankful to you if you would kindly give me a brief report about their health. I would be especially interested if, in the meantime, a real abscess has developed in one of the children.

I will probably make the next tuberculin test at the end of January, or the beginning of February.

Unfortunately your younger colleague could not come to Mittelberg to examine the affected children the day after the air raids on Munich by the British. The sudden appearance of a cross-eyed condition in one child has been clarified. It had to do with a diphtheria-germ carrier (nose). We still have yet other children in our institution who would need glasses. If your colleague would want to sometime come on a Monday or Tuesday to Mittelberg, we would be very pleased. He would simply have to notify us of his arrival time in Oy, so that we can send a sled to the train.

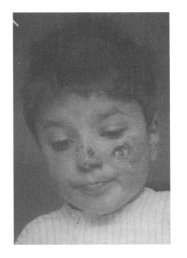
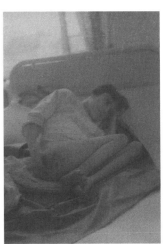

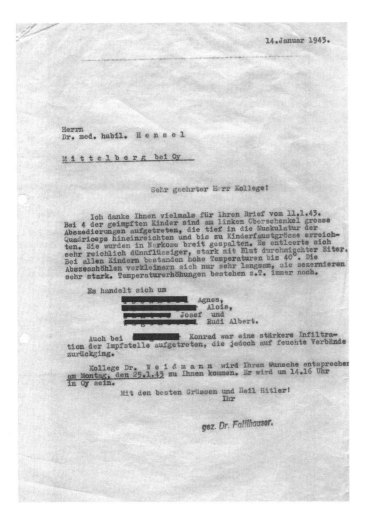

14.Januar 1945.

Herrn
Dr. med. habil. H e n s e l

M i t t e l b e r g bei Oy

Sehr geehrter Herr Kollege!

Ich danke Ihnen vielmals für Ihren Brief vom 11.1.43.
Bei 4 der geimpften Kinder sind am linken Oberschenkel grosse
Abszedierungen aufgetreten, die tief in die Muskulatur der
Quadriceps hineinreichten und bis zu Kinderfaustgrösse erreichten. Sie wurden in Narkose breit gespalten. Es entleerte sich
sehr reichlich dünnflüssiger, stark mit Blut durchmischter Eiter.
Bei allen Kindern bestanden hohe Temperaturen bis 40°. Die
Abszesshöhlen verkleinern sich nur sehr langsam, sie sezernieren
sehr stark. Temperaturerhöhungen bestehen z.T. immer noch.

Es handelt sich um

▓▓▓▓▓▓ Agnes,
▓▓▓▓▓▓ Alois,
▓▓▓▓▓▓ Josef und
▓▓▓▓▓▓ Rudi Albert.

Auch bei ▓▓▓▓▓▓ Konrad war eine stärkere Infiltration der Impfstelle aufgetreten, die jedoch auf feuchte Verbände
zurückging.

Kollege Dr. W e i d m a n n wird Ihrem Wunsche entsprechend
am Montag, den 25.1.43 zu Ihnen kommen. Er wird um 14.16 Uhr
in Oy sein.

Mit den besten Grüssen und Heil Hitler!
Ihr

gez. Dr. Fallthauser.

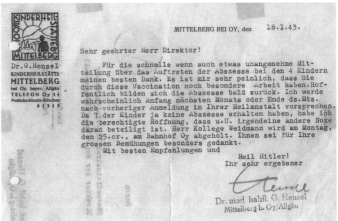

MITTELBERG BEI OY, den 18.1.43.

Sehr geehrter Herr Direktor!

Für die schnelle wenn auch etwas unangenehme Mitteilung über das Auftreten der Abszesse bei den 4 Kindern
meinen besten Dank. Es ist mir sehr peinlich, dass Sie
durch diese Vaccination noch besondere Arbeit haben. Hoffentlich bilden sich die Abszesse bald zurück. Ich werde
wahrscheinlich Anfang nächsten Monats oder Ende ds.Mts.
nach vorheriger Anmeldung in Ihrer Heilanstalt vorsprechen.
Da 7 der Kinder ja keine Abszesse erhalten haben, habe ich
die berechtigte Hoffnung, dass u.U. irgendeine andere Noxe
daran beteiligt ist. Herr Kollege Weidmann wird am Montag,
den 25.cr., am Bahnhof Oy abgeholt. Ihnen sei für Ihre
grossen Bemühungen besonders gedankt.
Mit besten Empfehlungen und

Heil Hitler!
Ihr sehr ergebener

Dr. med. habil. G. Hensel
Mittelberg b. Oy/Allgäu

KINDERHEIL
STÄTTE
MITTELBERG

Dr. G. Hensel
KINDERHEILSTÄTTE
MITTELBERG
bei Oy, bayer. Allgäu
TELEFON Oy :14
Postscheckkonto München
5 5 5 1 5

I thank you very much for your letter of Jan. 11th, 43. With 4 of the inoculated children large abscesses on the left thigh have appeared which penetrate deep into the musculature of the quadriceps, and approach in size a child's fist. They were split open under anaesthesia. Much liquid pus mixed with blood came out. All the children had high temperatures of up to 40°. The abscess cavity closed only very slowly, they secreted a great deal. The high temperatures, in part, still persist with the following:

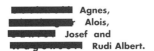 Agnes,
▓▓▓▓▓▓ Alois,
▓▓▓▓▓▓ Josef and
▓▓▓▓▓▓ Rudi Albert.

A strong infiltration of the inoculation spot also appeared in ▓▓▓▓▓ Konrad, which, however, receded with the application of moist bandages.

My sincere thanks for the prompt, if somewhat disagreeable, communication concerning the appearance of abscesses in the 4 children. I am very embarrassed that you should have additional work because of these vaccinations. Hopefully the abscesses will soon recede. I will probably drop in on your institution, after first letting you know, beginning of next month, or the end of this month.

Since 7 of the children have not experienced any abscesses, I have the justified hope, that under the circumstances some other poison was involved. Colleague Weidmann will be picked up on Monday, the 25th, from the train station in Oy.

I thank you very much for your great efforts.

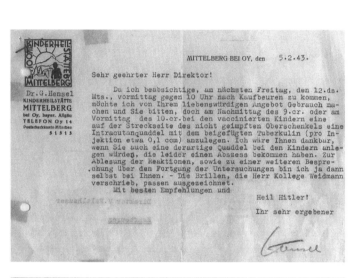

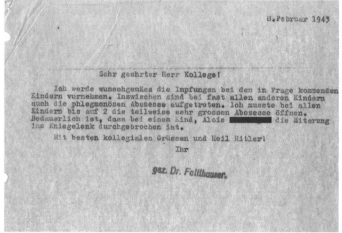

Since I expect to come to Kaufbeuren on next Friday, the 12th of the month, in the morning about 10 o'clock; I would like to make use of your kind offer, and ask you to make a intracutaneous lump with the accompanying tuberculin (pro injection about o,1ccm) with the vaccinated children on the extension side of the inoculated thigh, on the afternoon of the 9th, or the morning of the 10th.

I would be thankful, if you would apply such a lump to the children, who, unfortunately, have developed an abscess. I will be there for the reading of the reactions, as well as future consultations about the continuation of the experiments. The glasses, which Colleague Weidmann prescribed fit perfectly.

I will carry out, as requested, the inoculations of the eligible children. In the meantime, with almost all the other children phlegmonian abscesses have also appeared. In all but 2 of the children, I had to open the, in part very large, abscesses. It is unfortunate, that with one child, Alois ████████, the suppuration has burst into the knee joint.

Since I assume that you have returned from your vacation, I want to tell you that I have the intention to call you next Tuesday morning. May I ask you please, in the meantime, to look at the 5 children. I will come myself on the 13th of August.

28.Juli 1943.

Herrn
Dr. med.habil. H e n s e l

M i t t e l b e r g /Oy

        Sehr geehrter Herr Kollege!

      Ich danke Ihnen für Ihre Anfrage. Die 5 Kinder werden dauernd
von mir beobachtet. Bei sämtlichen 5 haben sich Drüsenschwellungen
in der Leistengegend gebildet. Bei ▮▮▮▮▮ Max, ▮▮▮▮ Ida und ▮▮▮▮▮
▮▮▮▮ Rosa sind die Drüsen vereitert und secernieren ziemlich stark.
Bei den beiden anderen ist es bisher zu einer Vereiterung nicht
gekommen. Am geringsten ist die Schwellung der Lymphdrüsen bei ▮▮▮▮▮▮
Anton.
     Mit den besten kollegialen Grüssen und Empfehlungen auch an die
verehrte Gattin
                Heil Hitler!
                Ihr sehr ergebener

           gez. Dr. Faltlhauser.

KINDERHEIL
STÄTTE
MITTELBERG

MITTELBERG BEI OY, den 22.5.44.

..habil.Hensel
KINDERHEILSTÄTTE
MITTELBERG
bei Oy, bayer. Allgäu
TELEFON Oy 14
Postscheckkonto München
5 1 5 1 5

Herrn

Obermedizinalrat Dr. V. Faltlhauser

Direktor der Heil- und Pflegeanstalt

K a u f b e u r e n /Allgäu

Sehr geehrter Herr Direktor!

    Da ich gerade dabei bin, die Ergebnisse der in
Ihrer Klinik durchgeführten Schutzimpfversuche zu sich-
ten, möchte ich Sie noch höflichst bitten, mir folgende
Fragen zu beantworten:

1. ist ▮▮▮▮▮Max inzwischen gestorben. Wenn ja: wie war
   der Sektionsbefund?

2. leben ▮▮▮▮▮ Anton und ▮▮▮▮▮ Hans noch? Wenn gestorben, wäre Sektionsbefund von ausserordentlicher
   Wichtigkeit.

3. bestehen noch Fistelbildungen bei den 3 obengenannten
   Kindern?

4. ausserdem wäre ich Ihnen für den Sektionsbericht von
   den beiden verstorbenen Mädchen ▮▮▮▮▮ Ida und
   ▮▮▮▮▮ Rosa sehr dankbar (Telegrammstil).

Mein früherer Lehrer, Herr Professor B e s s a u , hat
in Berlin-Wittenau ähnliche Untersuchungen durchgeführt,
und wir sind gespannt, ob sich die Ergebnisse dieser
Untersuchungen gleichen.

Nochmals herzlichen Dank für all Ihre Bemühungen.
Mit besten Empfehlungen

              Ihr sehr ergebener

Since I am just now looking at the results of the inoculation experiments carried out in your clinic, I want to most courteously ask you to answer the following questions:

1. Has ▮▮▮▮▮ Max died in the meantime. If yes: when, and what were the autopsy results?

2. Are ▮▮▮▮▮ Anton and ▮▮▮▮▮ Hans still living? If deceased, were the autopsy findings of any exceptional importance.

3. Do fistula formations still exist in the 3 above named children?

4. Besides, I would be most thankful for the autopsy report of both deceased girls ▮▮▮▮▮ Ida and ▮▮▮▮▮ Rosa.

My former teacher, Professor B e s s a u , carried out similar experiments in Berlin - Wittenau, and we are curious if the results of these experiments are the same.

I thank you for your inquiry. The 5 children are constantly under my observation. All 5 have developed glandular swellings in the inguinal region. With ▮▮▮▮▮Max, ▮▮▮▮ Ida, and ▮▮▮▮▮▮ Rosa, the glands are festering and secreting rather strongly. With the two others, until now, no suppuration has developed. ▮▮▮▮▮ Anton has only a slight swelling of the lymph glands.

26. Mai 1944.

Herrn
Dr.med.habil. H e n s e l
Leiter der Kinderheilstätte
M i t t e l b e r g .

Sehr geehrter Herr Kollege!

████████ Max und ████████████ Hans sind inzwischen gestorben, ████████ Anton lebt noch. Der Einfachheit halber übersende ich Ihnen die 4 Krankengeschichten ████ Hans, ███████ Max, ████ Ida und ████████ Rosa. Sie finden darin alles, was Ihnen wünschenswert ist. Ich bitte mir die Krankengeschichten nach Gebrauch wieder zurück zu senden. Bei ████████ sind Fistelbildungen nicht mehr nachweisbar.

Mit angelegentlichen Empfehlungen an die Gattin, beste Grüsse an Sie und Heil Hitler!

Ihr

gez. Dr. Faltlhauser.

████████ Max and ████████ Hans have died in the meantime, ████████ Anton is still alive. To simplify matters, I am sending you the medical histories: ████████ Hans, ████████ Max, ████████ Ida and ████████ Rosa. You will find in them all that you desire to know. I ask that you return the medical histories to me after you have used them. There is no longer evidence of fistula formations in ████████ .

Zwangsarbeiter in der Psychiatrie **Forced Labourers in psychiatry**

Am 6. September 1944 ordnete der Reichsminister des Inneren die Einrichtung von 11 Sammelstellen für Ostarbeiter in psychiatrischen Kliniken des Reiches an. Die Begründung: „Bei der erheblichen Zahl von Ostarbeitern und Polen, die zum Arbeitseinsatz in das Deutsche Reich gebracht worden sind, werden die Aufnahmen entsprechender Geisteskranker in deutsche Irrenanstalten immer häufiger......
Bei dem Mangel an Platz in deutschen Anstalten läßt es sich aber nicht verantworten, daß Kranke, die in absehbarer Zeit nicht wieder arbeitseinsatzfähig werden, für dauernd oder längere Zeit in den deutschen Anstalten verbleiben."

Die genaue Zahl der in der Psychiatrie getöteten „Ostarbeiter" ist noch nicht bekannt. In der Ostarbeiter-Sammelstelle der Anstalt Kaufbeuren wurden 189 „Ostarbeiter" aufgenommen, 49 starben an den Folgen der Hungerkost oder durch Gabe von tödlichen Spritzen.

On Sept. 6th, 1944 the Reichsminister of the Interior ordered the establishment of special units for "Ostarbeiter" (labourers from Eastern Europe) in several psychiatric hospitals in the Reich. The reason being: "With the considerable number of "Ostarbeiter" and Poles who have been brought to the German Reich as a labour force, their admission into German psychiatric hospitals is becoming more frequent...
With the shortage of space in German psychiatric hospitals, it is irresponsible to treat ill people, who in the foreseeable future will not be able to work, for a longer period in German institutions."

The exact number of "Ostarbeiter" killed in these psychiatric units is not yet known. In the "Ostarbeiter" unit of the Heil- und Pflegeanstalt Kaufbeuren, 189 "Ostarbeiter" were admitted, 49 died as a result of a starvation diet, or from deadly injections.

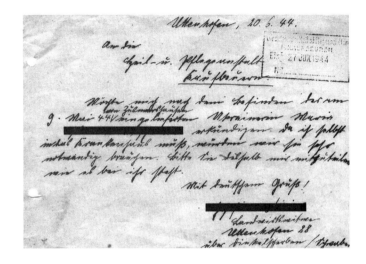

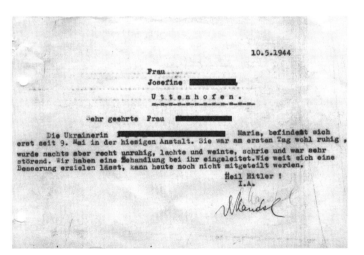

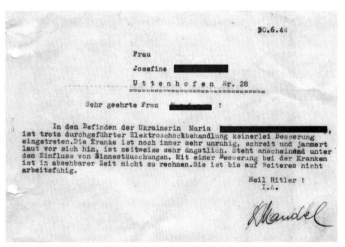

Möchten die Anstaltsleitung Kaufbeuren freundlichst ersuchen uns über den Krankheits-verlauf unserer Ukrainerin zu berichten. Da dies ein sehr fleißiges, williges und gutmütiges Mädchen war, wäre uns sehr viel gedient wenn sie geheilt werden könnte und wir sie bald wieder bekämen.

I friendly ask the direction of the Kaufbeurer hospital to inform us about the progress of our Ukrainian. As she is a most diligent and cooperative girl, we are most interested in having her soon back with us.

The Ukrainian .... Maria, has been present in this institution only since the 9th of May. On the first day she was calm, but in the night became very restless, laughed and cried, screamed, and was very annoying. We have induced a treatment with her. To what extent an improvement can be expected one cannot yet say at this point.

Möchte mich nach dem Befinden der am 9. Mai 44..... eingewiesenen Ukrainerin Maria P. erkundigen. Da ich selbst in das Krankenhaus muß, würden wir sie sehr notwendig brauchen. Bitte Sie deshalb mir mitzuteilen, wie es bei ihr steht.

I would like to inquire about the state of health of the Ukrainian Maria P......, admitted on May 9th, 1944. Since I myself must go into the hospital, we would very much need her help. I ask you therefore to tell me how things stand with her.

Concerning the health of the Ukrainian Maria .... despite the administered electroshock treatment no improvement whatsoever can be seen. The patient is still very restless, cries and loudly complains to herself; is at times very anxious.
She is apparently under the influence of hallucinations. The recovery of the patient should not be counted on in the foreseeable future. Until further notice she is unfit for work.

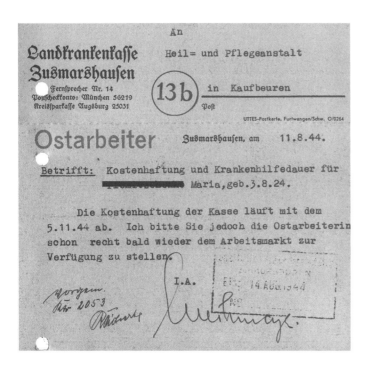

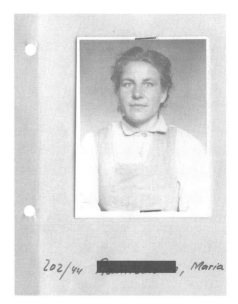

202/44 ███████, Maria

„Ostarbeiter"
The guarantee of Health Insurance expires on Nov. 5th, 1944. I nevertheless ask you to very soon make the „Ostarbeiterin" available to the work force.

Notes

9.5.44 Early today at 1,30 A.M. was brought on a stretcher in the company of two orderlies via ambulance. Was given in injection. Went willingly to the ward, G 3. She is „Ostarbeiterin" and speaks some German. Put to bed, was calm, slept until morning. After waking was friendly, said she had worked a great deal with a farmer, was happy to be in Germany, was 20 years old.

10.5.44 In the bath the patient was willing, calm, was dirty as was the linen. During the day was in bed, at times laughed and cried alternately, otherwise calm. Nights until 1:30 A.M. quiet, then restless, rolled back and forth in bed, cried loudly, screamed. Was given Mor.Scopl. 1,0 ccm. and then slept from 2 A.M. on.

10.5.44 Very active early, rocked continuously in her bed, laughed, cried, stared into a corner.

11.5.44 Electroshock treatment.

1.ter Bogen der Krankheitsgeschichte

Name _____ Maria ,

Datum	
9.5.44	Wurde heute früh 1,30 Uhr in Begleitung von 2 Sanitäter mittels Sanitätsauto auf der Tragbahre hierher verbracht. Hatte eine Einspritzung. Ging willig mit zur Abteilung, geht in G 3 zu. Sie ist Ostarbeiterin und spricht etwas deutsch.Ins Bett verbracht, verhielt sie sich ruhig, schlief dann bis zum Morgen. "ar nach dem Erwachen freundlich, gab an sie habe bei einem Bauern viel gearbeitet, sei gerne in Deutschland, sei 20 Jahre alt. Ma.
	Im Bad war die Kranke willig, ruhig, war schmutzig,sowie die Wäsche.War tagüber im Bett, lachte und weinte abwechselnd zeitweise, sonst ruhig. Nachts bis 1,30 Uhr ruhig, dann unruhig, wälzte sich im Bett hin und her, weinte laut, schrie. Bekam Mor. Scopl. 1,0 ccm und schlief dann ab 2 Uhr. Ma.
10.5.44	Früh sehr lebhaft, schaukelte ständig in ihrem Bett, lachte, weinte, stierte in eine Ecke.
10.5.44	*[handwritten] Elektroschockbehandlung.*
11.V.44	
2.5.44	Röntgenaufnahme der Lungen : Kein Anhaltspunkt für aktive spezifische Prozesse. Beim Ankleiden recht lebhaft, lachte dauernd, redete immerzu in ihrer Sprache.Manchmal sagte sie auch" mir alles weh," lachte dabei. "achmittags verhielt sie sich ruhiger.
13.6.44	Nach der Elektroschockbehandlung sehr verworren, war sehr widersetzlich, wurde ins Bett verbracht. Ma.
14.6.44	Sehr lebhaft , zog in dem Nebenzimmer des Wachsaales sämtliche Betten ab , wurde fixiert.Die Elektroschockbehandlung wurde heute beendet.
10.V.44	*[handwritten]*
2.7.44.	Wird derzeit mit Medikamenten ruhig gestellt. Hat heute ihr Hemd zerrissen. Ma.
8.7.44	War heute ruhiger, freundlicher,stand auf und ging in den Garten. *[handwritten]* Ma.
24.7.44	War seit mehreren Tagen geordnet. Wurde heute wieder unruhig, stieg auf das Fensterbrett, legte sich wieder ins Bett. Dr.Pa.
4.8.44	War die letzten Wochen sehr unruhig, halluzinierte, mußte dauernd abgesondert werden. Es wurden daher nochmals Elektroschocks durchgeführt, so daß sie jetzt im ganzen 18 mal schockbehandelt wurde. Verhält sich jetzt ruhig und ist äußerlich geordnet. Ma.
23.8.44	Pat. machte heute einen Fluchtversuch, stieg im Garten über die Mauer. S.

Datum	
1.9.44.	Macht alles mögliche verkeht.Anstatt zu gehen rutscht sie auf den Knien am Boden herum.Reisst auch die Betten herausund zerriss heute ein Hemd.Schimpft zeitweise. Ma.
20.lo.44	Ist wider rückfällig geworden.Ist so erregt,dass sie im Bett gehalten und ruhig gestellt werden muss. Ma.
o.11.44 G 1	Zur Zeit wieder rückfällig, sehr erregt, benötigt reichlich Beruhigungsmittel zur Ruhigstellung. Wurde aus Platzgründen vom G 3 nach G 1 verlegt. Dr. Ma.
.11.44	Heute um 16 Uhr gestorben. Dr. Ma.
17.11.44.	**S e k t i o n s b e r i c h t** über Plemitschenko Maria (2o(?) *Körpergewicht:* 38 kg.Leiche in dürftigem Ernährungszustand. *Gehirn:* 127o gr., von fester Konsistenz, stark injiziert, Hirnwindungen von normaler Form, Seitenventrikel nicht erweitert, Mark und Hirnrinde normal, Basisgefäße zart. *Lungen:* (li. L. 29o g., re L. 45o g.) Beide Lungen stark verwachsen, von normaler Konsistenz. Geringe eitrige Bronchitis. In der li. Lunge einzelne alte verkalkte Herde, sonst o.B. Hilusdrüsen anthrakotisch, teilweise verkäst. *Herz:* 24o g., Herzmuskulatur mittelkräftig, Klappen zart, Aorta zart. *Leber:* 13oo g., o.B. Gallenblase : enthält schwarze Galle. *Milz:* 8o g, nicht vergrößert, normal. *Nieren:* (li 13o g, re. loo g) Kapsel leicht abziehbar, Oberfläche glatt. Nierenrinde und Zeichnung normal. Re. Niere kleiner als linke, Kapsel der re. Niere an einer Stelle schwer abziehbar. *Magen, Darm, Blase und innere Geschlechtsorgane:* o.B. *Todesursache:* Erschöpfungszustand nach Erregung. Ma.

12.5.44 X-ray of the lungs: No sign for an active specific process. Very lively getting dressed, laughed continuously, spoke always in her language. Sometimes she also said „everything hurts me", laughed at the same time. In the afternoon she was calmer.

13.6.44 After the electroshock treatment, very confused, was very resistant, was put to bed.

14.6.44 Very active, in the room next to the observation room, stripped many beds, was restrained.

30.6.44 Very restless, cries and complains loudly to herself, is at times very anxious. Probably hallucinates. Put into a cell.

2.7.44 For the time kept calm with medication. Today tore up her shirt.

8.7.44 Today was calmer, more friendly, got up and went into the garden. Three times electroshock.

24.7.4 Since many days was no problem, again became restless today, climbed onto the windowsill, lay down again in her bed.

4.8.44 Was for the last weeks very restless, hallucinated, constantly had to be isolated. Because of this electroshocks were again given, so that intotal she was treated 18 times with shock. Is now calm and outwardly in order.

23.8.44 Patient made an escape attempt today, climbed over the garden wall.

1.9.44 Made everything possible wrong. Instead of walking she slid around the floor on her knees. Tore off the bedding and ripped a shirt. Scolds occasionally.

20.10.44 Is once again relapsing. Is so upset that she must be restrained in bed and kept quiet.

10.11.44 At the time again relapsing, very upset, needed a generous amount of medication to calm her down. Because of space reasons transferred from G 3 to G 1.

16.11.44 Died today at 4. p.m.

Die Psychiater **The Psychiatrists**

Es gab

Ärzte, die hauptverantwortlich in den verschiedenen Organisationen tätig waren. Sie steuerten und verwalteten die verschiedenen Euthanasieaktionen.

Es gab

die sogenannten T4-Gutachter, Psychiater in verantwortlicher Position, meist Klinikleiter, die die Selektion der zu Tötenden überwachten und kontrollierten. Sie berieten die Hauptverantwortlichen, schlugen selbst Aktionen vor und führten diese durch.

Es gab

an den Universitäten eine Vielzahl von Ärzten, die das Euthanasieprogramm wissenschaftlich begründeten und nutzten.

Es gab

in den Anstalten Psychiater, die mit den Aktionen identifiziert waren und die die Meldungen nach Berlin, Verlegungen und Tötungen überzeugt durchführten.

Es gab

sicher auch Psychiater, ihre Zahl ist unbekannt, die persönlich die Euthanasieaktionen ablehnten und in die innere Emigration gingen, sich versetzen ließen oder in den Ruhestand gingen.

Es gab

einige Psychiater, die heimlich versuchten Patienten zu retten, Meldungen verzögerten, die Hungerkost nicht einführten und ähnliches.

Es gab

auch einige Psychiater, die aktiv und öffentlich Widerstand leisteten.

Es ist nicht bekannt, daß dieser Widerstand mit schwerwiegenden Konsequenzen geahndet worden ist.

There were

doctors who were active in and primarily responsible for the different euthanasia organisations. They guided and directed the different euthanasia campaigns.

There were

the so called T4 Experts, psychiatrists in responsible positions, mostly clinic directors who observed and controlled the selection of those to be killed. They advised those mainly responsible, and themselves suggested actions and carried them out.

There were

many doctors in the universities, who laid the scientific foundations of the euthanasia program and used the victims for research purposes.

There were

psychiatrists in institutions who were identified with these actions and who carried out with conviction the registrations in Berlin, the transferrals and the killings.

There were

also psychiatrists, the number is unknown, who personally refused to participate in the euthanasia program, and who withdrew, allowed themselves to be transferred, or went into retirement.

There were

some psychiatrists who secretly tried to save patients, who delayed registration, who did not introduce the starvation diet, and so forth.

There were

also some psychiatrists who actively and openly protested.

It is not known that this protest met with serious consequences.

Ein Psychiater **A Psychiatrist**

Aus der Vielzahl der von uns mittlerweile bekannten Täterbiographien sei eine herausgegriffen.

Dr. Valentin Faltlhauser wurde am 28. November 1876 geboren. Nach Beendigung des Medizinstudiums begann er seine psychiatrische Tätigkeit in der Kreis-Irrenanstalt Erlangen. Hier wurde er nach Ende des 1. Weltkrieges engster Mitarbeiter von Gustav Kolb, der mit seiner „Offenen Fürsorge" eine weltweit beachtete Psychiatriereform initiierte:
Eine heute modern anmutende Betonung der ambulanten Betreuung mit dem Aufbau eines Netzes sozialer Unterstützung für chronisch psychisch Kranke. Faltlhauser wurde einer der führenden Reformpsychiater und übernahm 1929 die Leitung der Anstalt Kaufbeuren. In einem Lehrbuch der Psychiatrischen Krankenpflege setzte er sich noch 1932 für die Behandlung chronisch Kranker ein und verurteilte engagiert Euthanasiebefürworter. Doch allmählich änderte sich der Charakter der „Offenen Fürsorge". Kontrolle bekam Vorrang vor Behandlung, die Förderung der „Volksgesundheit" verdrängte den Blick auf die individuellen Bedürfnisse. 1939 schrieb er: „Der Führer hat mit klarem, intuitivem Blick des Genies das Problem in seinem Buche „Mein Kampf" bis in seine letzten Tiefen durchschaut."
Mit Beginn des Euthanasie-Programms wurde er T 4-Gutachter, er entwickelte und initiierte die Hungerkost in Bayern, er richtete eine Kinderfachabteilung ein, er tötete selbst gemeinsam mit Mitarbeitern ca. 500 Menschen. Seine Klinik wurde zur „Ostarbeiter-Sammelstelle".

Dr. Valentin Faltlhauser wurde zunächst von der amerikanischen Besatzungsjustiz des Mordes angeklagt, schließlich erfolgte 1949 durch die mittlerweile deutsche Justiz eine Verurteilung wegen eines Verbrechens der Anstiftung zur Beihilfe zum Totschlag zur Gefängnisstrafe von 3 Jahren. Nach wiederholtem Aufschieben der Vollstreckung der Gefängnisstrafe wegen Haftunfähigkeit erfolgte im Dezember 1954 schließlich die Begnadigung durch den bayerischen Justizminister. 1945 gab er den amerikanischen Behörden folgende Rechtfertigung seines Handelns ab:

„Die Euthanasie Geisteskranker wurde durchgeführt auf dem Grunde eines Erlasses des Führers. Dieser Erlaß war nicht nur besondere bindende Voraussetzung, sondern auch Verpflichtung. Der Erlaß wurde nach Anhörung und mit Zustimmung des Reichsjustizministeriums und des Reichsinnenministeriums gegeben.
Der Erlaß hatte Gesetzeskraft. Er wurde noch gestützt durch die Ausarbeitung eines besonderen Gesetzes, das zwar nicht veröffentlicht, aber für bindend erklärt wurde." „Ich bin Staatsbeamter mit 43 jähriger Dienstzeit gewesen. Ich bin als Staatsbeamter dazu erzogen gewesen, den jeweiligen Anordnungen und Gesetzen unbedingt Folge zu leisten, also auch dem als Gesetz zu betrachtenden Erlaß betr. Euthanasie. Es bestand in jedem einzelnen Fall ein Auftrag und zwar auf dem Grund gewissenhafter Prüfung des einzelnen Falles durch fachärztliche Beurteilung. Hier möchte ich aufklärend einschalten, daß ich, wie übrigens fast alle deutschen Anstaltsdirektoren, mit der ersten Durchführung des Erlasses nichts zu tun hatte. Ich handelte stets im guten Glauben nach den Geboten der Menschlichkeit und in der absoluten Überzeugung, pflichtgemäß in der Durchführung rechtlicher und gesetzlicher Voraussetzungen zu handeln. Darüberhinaus hatte ich an der Berechtigung des Erlasses und seiner sittlichen Grundlagen um so weniger Zweifel, als die Frage der Euthanasie keine nationalsozialistische Idee war. Sie hat schon immer die Menschheit beschäftigt und vor allem auch in den letzten Jahrzehnten. Schon bevor es einen Nationalsozialismus gab, wurde diese Frage von namhaften Gelehrten untersucht und bearbeitet. Ich erinnere an das Buch „Vernichtung lebensunwerten Lebens", in dem der bekannte Jurist Binding und der bekannte Psychiater Hoche vom juristischen und ärztlichen Standpunkte die Berechtigung der Euthanasie bejahen. Der berühmte französische Gelehrte Pasteur hat fünf von Tollwut befallene Kinder im Verein mit dem Chirurgen Tillaux nach Ausbruch der Erkrankung euthanasiert, nachdem er erkannt hatte, daß er nicht helfen könne und daß die Kranken ein langsames qualvolles Ende nehmen würden.

Of the many, in the meantime well known biographies, one is cited.

Dr. Valentin Faltlhauser was born on the 28th of November, 1876. After completing his medical studies, he began to practice psychiatry in the Kreis-Irrenanstalt Erlangen. Here, after the end of W.W.I., he became an intimate coworker of Gustav Kolb, who with his "Offene Fürsorge" (Open Care) initiated a worldwide respected psychiatric reform: what would be today a modern attempt to focus on outpatient treatment with the construction of a network of social support for the chronic mentally ill. Faltlhauser was one of the leading innovative psychiatrists, and in 1929 took over the direction of the Heil- und Pflegeanstalt Kaufbeuren. In a textbook for psychiatric nurses he still presented himself in 1932 as being for the treatment of the chronically ill, and actively condemned euthanasia supporters. However, eventually the character of the "Offene Fürsorge" changed. Control took precedence over treatment, the promotion of the "Volksgesundheit" (the nation's health) replaced the focus on individual needs.
In 1939 he wrote: "The "Führer" has the clear, intuitive insight of a genius in his book "Mein Kampf", and has penetrated the problem deep into its innermost."
With the beginning of the euthanasia program he became a T 4 Expert, he developed and initiated the starvation diet in Bavaria, he directed a special children's ward, and he killed together with coworkers ca. 500 people. His clinic became the "Ostarbeiter-Sammelstelle" for Bavaria.

Dr. Valentin Faltlhauser was first charged with murder by the American allied justice, and finally tried by the German justice in 1949 and was convicted to three years imprisonment for the crime of instigation and aiding in second-degree murder. After repeated postponements in the execution of the prison sentence due to the inability to serve a prison term, there followed in Dec. 1954 a pardon from the Bavarian Minister of Justice. In 1945 Faltlhauser gave the American authorities the following reasons for his behaviour:

„The euthanasia of the mentally ill was carried out on the grounds of a decree by the „Führer". This decree was not only a specially binding condition, but is was also duty. The decree was the result of a hearing and was released with the agreement from the Reich's-Ministry of the Interior and the Reich's-Ministry of Justice. The decree had legal force. It was supported by a special law, which was unpublished, but it was declared to be binding."

„I am a civil servant with a service time of 43 years. As a civil servant I was educated to absolutely follow the prevailing orders and laws, therefore also to consider the Euthanasia Decree as a law. In each instance there was an order because of a conscientious examination of the special case by a specialist. Here I wish to clearly interject, that I, as nearly all German directors of psychiatric hospitals, had nothing to do with the first realisation of the decree. I always dealt in the good faith of the dictates of humanity, and in the absolute conviction to do my duty in following the legal and lawful conditions. Moreover, I had even less doubt in the legitimacy of the decree and it's ethical foundations, as the question of euthanasia was not a National Socialist idea. This idea has always occupied mankind and above all in the last decades. Already before there was a National Socialism, this question was examined and worked on by well known scholars.
I remind you of the book „Vernichtung lebensunwerten Lebens" (Extermination of worthless life), in which the well known psychiatrist Hoche says „yes" to the legitimacy of euthanasia from the legal and medical standpoint. The famous French scholar Pasteur together with the

Ein Psychiater **A Psychiatrist**

1936 wurde die Frage der Euthanasie im englischen Parlament behandelt. Die Veranlassung dazu war die Eingabe eines sehr bekannten englischen Arztes, der von zahlreichen Laien in dieser Frage unterstützt wurde. Uns wurde immer wieder gesagt, daß auch in anderen Ländern die Euthanasie Geisteskranker durchgeführt wird. Ich weiß auf das bestimmteste, daß man in Amerika die Frage zum mindesten diskutiert. Amerikanische Offiziere des CIC haben mir dies bestätigt. Ich weiß, daß das Problem ein umstrittenes ist, welche Frage des Lebens und der menschlichen Gemeinschaft ist nicht umstritten? Mein Handeln geschah jedenfalls nicht in der Absicht eines Verbrechens, sondern im Gegenteil von dem Bewußtsein durchdrungen, barmherzig gegen die unglücklichen Geschöpfe zu handeln, in der Absicht, sie von einem Leiden zu befreien, für das es mit den uns heute bekannten Mitteln keine Rettung gibt, keine Linderung gibt, also in dem Bewußtsein, als wahrhafter und gewissenhafter Arzt zu handeln. Wer selbst die Furchtbarkeit solchen Geschickes des Herabsinkens zum Tier in hunderten und aberhunderten Fällen während einer langen Tätigkeit im Dienste Geisteskranker erfahren hat, ja war selbst, wie ich, in seiner eigenen Familie die Furchtbarkeit eines solchen Geschickes erlebt und in täglicher Sorge und täglichem Leid in qualvollen, schlaflosen nächtlichen Stunden getragen hat, nur der weiß wirklich zu begreifen, daß ein solches Handeln der Euthanasie kein Verstoß gegen die Menschlichkeit sein kann, sondern gerade das Gegenteil. Ich gab meine Zustimmung nur in Fällen, bei denen vorher jeder Behandlungsversuch auch mit den modernsten Mitteln gescheitert war. Daß die katholische Kirche der Euthanasie nicht zuzustimmen vermag, ist an sich klar. Ich war jedoch der Anschauung, daß diese Stellung nicht human ist. Die christliche Kirche predigt das Mitleid. Hier aber handelt sie nach menschlichem Empfinden grausam, weil sie ein qualvolles Leiden ohne Ende verlangt. Damit ist sie eigentlich praktisch mitleidlos. Im übrigen haben auch katholische Theologen wie z.B. Professor Ruhland/Würzburg der Euthanasie, allerdings in beschränkter Form, zugestimmt. Es ließe sich noch mancherlei zu dieser Frage anführen. Es mag fürs Erste genug sein. Auf jeden Fall glaube ich in Anspruch nehmen zu können, daß ich im Bewußtsein rechtlicher Pflicht gehandelt habe und nach den Geboten der Menschlichkeit. Wer mich wirklich kennt, wird dies nicht bezweifeln."

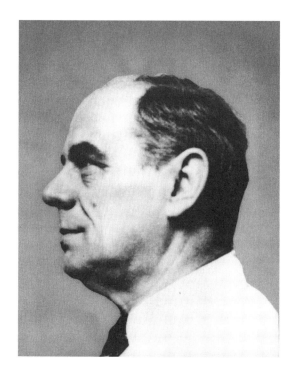

surgeon Tillaux euthanised 5 children infected with Rabies, after he had recognised that he could not help them, and that they would have a slow agonizing end.

In 1936 the question of euthanasia was treated in the English Parliament. The cause of this was the application of a famous English doctor, who was supported in this question by many laymen. We were always told, that also in other countries the euthanasia of the mentally ill was practised. I know exactly that in America the question was at least discussed. American officers of the CIC have confirmed this. I know that the problem is much contested; which question of life and of the human society is not contested? My actions were not made with the

intention of a crime, but in contrast they were made with the consciousness to deal mercifully with the unhappy creatures, with the intention of freeing them from their suffering where there is no known method to save, or to relieve, therefore to act with consciousness as a true and conscientious doctor. He who has experienced the terrible fate of sinking to the level of an animal in hundreds and hundreds of cases during a long service for the mentally ill, and he who, as I, experienced along with his own family such a terrible fate, and carried daily worry and grief, enduring very painful, sleepless nights; only he knows really how to understand that euthanasia cannot be an offence against humanity, rather the opposite. I gave my agreement only in those cases where first every treatment attempted also with the most modern methods, had failed. That the Catholic Church cannot agree to euthanasia is clear. I was of the opinion that this position is not humane. The Christian church preaches mercy. Here the church deals cruelly according to human feelings, because a painful suffering without end is demanded. By the way, also Catholic theologians, as for example Professor Ruhland/Würzburg, have agreed to euthanasia, however in a limited form. Much more could be said about this question. For the moment it is enough. In any case, I believe that I can claim to have performed my duty in all consciousness legally and in agreement with the rules of humanity. He that really knows me, will not doubt this."

Nach Kriegsende haben sich die Alliierten in unterschiedlichem Umfang mit diesen Ereignissen beschäftigt. Ein Teil der Organisatoren wurde im Rahmen des Nürnberger Ärzteprozesses angeklagt und verurteilt, ein Teil der Hauptverantwortlichen konnte untertauchen. Die Täter vor Ort wurden, soweit überhaupt als solche identifiziert, von den Alliierten angeklagt, die Prozesse dann von der neu aufgebauten deutschen Justiz durchgeführt. Die Mehrheit der Angeklagten wurde freigesprochen bzw. zu geringfügigen Gefängnisstrafen verurteilt. Es fanden im Westen Deutschlands ca. 40 derartige Prozesse statt.

Innerhalb der Medizin wurde das Thema verschwiegen. Gerhard Schmidts frühe Dokumentation der Ereignisse in Eglfing-Haar fand keinen Verleger. Alexander Mitscherlichs und Frank Mielkes Dokumentation der Nürnberger Ärzteprozesse, im Auftrag der neu gegründeten Bundesärztekammer erstellt, wurde nicht verbreitet. Ähnlich erging es einigen wenigen anderen Versuchen der Aufarbeitung.

Erst mit dem Beginn einer Psychiatriereform Ende der 70er Jahre wurde eine neue Generation von Psychiatern konfrontiert mit den vernachlässigten psychiatrischen Krankenhäusern, in denen überall die Spuren dieser Vergangenheit sichtbar waren. Viele von ihnen spürten das Bedürfnis, sich mit dieser Vergangenheit auseinanderzusetzen. Sie sahen diese Auseinandersetzung als Voraussetzung des Gelingens der Psychiatriereform. Wie können Menschen wieder Vertrauen zur Psychiatrie haben, wenn diese nicht offiziell und glaubhaft eine Zäsur zum damals Geschehenen herstellt?

Dieses Hinsehen hat zu einer umfangreichen Literatur zu diesem Thema geführt. Nicht nur Historiker sondern insbesondere Psychiater selbst haben die örtliche, die regionale Geschichte erzählt. Mehrere hundert Veröffentlichungen dokumentieren das Geschehene. In fast allen psychiatrischen Kliniken befinden sich Gedenkstätten und Mahnmale zum Gedenken an die Verstorbenen.

After the end of the war the Allies dealt with varying intensity with these events. A few of the responsible physicians of the central organisations were accused and judged within the framework of the Nuremberg Medical Trails, some of the mainly responsible could go underground. Some local offenders were accused by the Allies and then tried by the newly formed German justice. The majority of the accused were freeded or sentenced to minor prison terms. About 40 such trials took place in West Germany.

Within medical circles the subject was suppressed. Gerhard Schmidt's early documentation about the events in Eglfing-Haar found no publisher. Mitscherlich's and Mielke's documentation of the Nuremberg Medical Trials, written by commission of the newly founded "Bundesärztekammer", was withheld and not distributed. The results are similar with the few other attempts to accomplish this task. Only with the beginning of a psychiatric reform at the end of the 70's, as a new generation of psychiatrists were confronted with neglected psychiatric hospitals, in which the signs of the past were everywhere to be seen, this topic gained again importance. The confrontation with this past was seen as a prerequisite for the success of the intended reform. How can people once again believe in psychiatry if psychiatrists do not make an official and believable break with what has happened in the past?

This reflection has led to an extensive literature on this theme. Not only historians, but especially psychiatrists have told the local and the regional history. Hundreds of publications document these events. In almost all psychiatric hospitals a memorial to the deceased can be found.

Eine Auswahl von Büchern, publiziert von Psychiatern :
A selection of books published by psychiatrists:

W. Leibbrand Um die Menschenrechte der Geisteskranken
Verlag Die Egge, Rudolf Tauer Nürnberg, 1946

A. Mitscherlich u. F. Mielke Medizin ohne Menschlichkeit
Dokumente des Nürnberger Ärzteprozesses
Fischer Bücherei KG, Frankfurt am Main und Hamburg, 1960

K. Dörner, C. Haerlin, V. Rau, R. Schernus u. A. Schwendy (Hrsg.) Der Krieg gegen die psychisch
Kranken
Nach „Holocaust": Erkennen-Trauern-Begegnen
Rehburg-Loccum: Psychiatrie Verlag, 1980

G. Schmidt Selektion in der Heilanstalt 1939-1945
suhrkamp taschenbuch 945, 1983

A. Finzen Auf dem Dienstweg
Die Verstrickung einer Anstalt in die Tötung psychisch Kranker
Rehburg-Loccum: Psychiatrie-Verlag, 1983

R. Seidel u. W.F. Werner Psychiatrie im Abgrund
Spurensuche und Standortbestimmung nach den NS-Psychiatrie-Verbrechen
Rheinland-Verlag GmbH, Köln, 1991

H. Hinterhuber Ermordet und Vergessen
Nationalsozialistische Verbrechen an psychisch Kranken und Behinderten
VIP-Verlag, Innsbruck-Wien 1995

H. Faulstich Hungersterben in der Psychiatrie 1914-1949
Mit einer Topographie der NS-Psychiatrie
Lambertus-Verlag, Freiburg im Breisgau, 1998

M. von Cranach u. H. L. Siemen (Hrsg.) Psychiatrie im Nationalsozialismus
Die Bayerischen Heil-und Pflegeanstalten zwischen 1933 und 1945
R. Oldenbourg Verlag München, 1999

M. Rotzoll, G. Hohendorf, P. Fuchs, P. Richter, C. Mundt u. W. Eckart (Hrsg.) Die nationalsozialistische
„Euthanasie"-Aktion „T4" und ihre Opfer
Ferd. Schöningh, Paderborn, 2010

Die Nürnberger Ärzteprozesse **The Nuremberg Medical Trial**

Der Nürnberger Ärzteprozeß fand im Schwurgerichtssaal 600 des Justizpalastes in Nürnberg in der Fürther Straße 110 statt. Der Ärzteprozeß folgte unmittelbar dem Hauptkriegsverbrecherprozeß und war der erste der 12 Nachfolgeprozesse, die ausschließlich vor dem amerikanischen Militärtribunal verhandelt wurden, nachdem die drei anderen Alliierten ausgeschieden waren. Die am 25. Oktober 1946 dem ersten amerikanischen Militärtribunal in Nürnberg vorgelegte Anklageschrift zählt folgende Anklagepunkte auf:

1. Das gemeinsame Vorhaben oder die Verschwörung
2. Kriegsverbrechen
3. Verbrechen gegen die Menschlichkeit
4. Mitgliedschaft bei verbrecherischen Organisationen

Das Gerichtsverfahren dauerte vom 9. Dezember 1946 bis zum 19.Juli 1947. Am 20. August 1947 wurde das Urteil verkündet. Im Ärzteprozeß ging es vor allem um die strafrechtliche Verantwortlichkeit für die Ausführung von grausamen und häufig medizinischen Experimenten, die ohne Zustimmung der betreffenden Opfer an Konzentrationslagerinsassen, Kriegsgefangenen und anderen Personen vorgenommen waren. Die Anklageschrift enthielt die Namen von 23 Angeklagten, darunter waren 20 Ärzte und 2 hohe SS-Offiziere. Exemplarisch sei hier Prof.Dr. Karl Brandt erwähnt, der oft von Ray d`Addario fotografiert wurde und im Prozeß eine zentrale Rolle spielte. Karl Brandt war eine Zeitlang einer von Hitlers Privatärzten gewesen und war im Alter von 40 Jahren zur höchsten militärischen Stellung im Deutschen Reich als Reichskommissar für das Sanitäts- und Gesundheitswesen aufgestiegen, wobei er direkt Hitler unterstellt war. Er war gleichzeitig Generalleutnant der Waffen-SS. Seine Behörde hatte die Aufsicht über alle militärischen und zivilen medizinischen Einrichtungen. Nach der Anklage wurden diese Experimente in Dachau im Interesse der Luftwaffe ausgeführt, um die Grenzen menschlicher Ausdauer und Lebensfähigkeit in großen Höhenlagen erforschen und die wirksamste Behandlung für Piloten mit schweren Erfrierungserscheinungen festzustellen. In Dachau, Buchenwald und anderswo wurden Konzentrationslagerhäftlinge mit Malaria, epidemischer Gelbsucht, Typhus oder anderen Krankheiten infiziert, um Impfstoffe und Medikamente zu prüfen. Unter den verschiedenen Versuchen, bei denen die Insassen der Lager als Versuchskaninchen mißbraucht wurden, waren Methoden der Sterilisierung und Techniken, um Seewasser trinkbar zu machen.

Karl Brandt und 3 weitere Angeklagte wurden außer der Teilnahme an diesen „Experimenten" auch der Täterschaft am sogenannten „Sterbehilfe"-Programm angeklagt, das die systematische und geheime Ermordung von psychisch Kranken, unheilbar Kranken, Alten, von Kindern mit Mißbildungen und anderen Personen durch Vergasung, tödliche Einspritzungen und auf anderem Wege in Anstalten, Hospitälern und Altersheimen vorsah.

The Nuremberg Medical Trial took place in the jury court hall 600 in the Palace of Justice in Nuremberg, Fürther street 110. The medical trial followed immediately the main war crimes trial, and was the first of 12 succeeding trials, which were negotiated only before the American Military Tribunal, after the withdrawal of the 3 other Allies. The indictment, which was presented to the first American Military Tribunal in Nuremberg, on October 25th, 1946, contained the following charges:

1. The common plan or the conspiracy
2. War crimes
3. Crimes against humanity
4. Membership in criminal organisations

The legal proceedings lasted form Dec. 9th, 1946 to July 19th, 1947. On August 20th, 1947, the verdict was pronounced. The Medical Trial was about the criminal responsibility for the carrying out of cruel medical experiments which were performed on the inmates of the concentration camps, prisoners of war and others without the permission of the victims. The indictment contained the names of 23 defendants, among these were 20 doctors and 2 high SS officers. For example, Prof. Dr. Karl Brandt is mentioned here, who often was photographed by Ray d'Addario and who played a central role in the process. Karl Brandt was for a time one of Hitler's private doctors, and with the age of 40 was promoted to "Reichskommissar für das Sanitäts- und Gesundheitswesen", the highest military medical office in the German Reich, putting him directly under Hitler. He was at the same time "Generalleutnant der Waffen SS". His authority supervised all the military and civil medical institutions. According to the indictment these experiments were carried out in Dachau in the interest of the Air Force, in order to research the limits of human endurance and viability in great altitudes, and to find out the best treatment for pilots with frostbite. In Dachau, Buchenwald and elsewhere concentration camp prisoners were infected with Malaria, epidemic jaundice, typhoid or other illnesses to test vaccines and medicines. Methods of sterilisation and techniques to make salt water drinkable were tested on the inmates of the concentration camps.

Karl Brandt and 3 other defendants were, besides their participation in these "experiments", accused of the activities with the so called "Euthanasia-program", which planed the systematic murder of mentally ill, incurably ill, old, of children with deformities and other persons by gassing, deadly injections and in other ways in institutions, hospitals and old peoples homes.

Die Nürnberger Ärzteprozesse **The Nuremberg Medical Trial**

Die 23 Angeklagten im Nürnberger Ärzteprozeß von links nach rechts
The 23 defendants of the Nuremberg Medical Trial, from left to right

Hintere Reihe/**back row**
Gerhard Rose Prof.Dr.med.
Chef der Abt.für tropische Medizin am Robert-Koch-Institut, beratender Hygieniker und Tropenmediziner beim Chef des Sanitätswesens der Luftwaffe, Generalarzt d.R. (verurteilt zu lebenslanger Haft/**sentenced to life in prison**)
Siegfried Ruff Dr.med.
Direktor des Fliegermedizinischen Institutes der Deutschen Versuchsanstalt für Luftfahrt e.V. Berlin (freigesprochen/**acquitted**)
Viktor Brack
Oberdienstleiter in der Kanzlei des Führers, SS-Oberführer (zum Tode verurteilt/**sentenced to death**)
Hans-Wolfram Romberg Dr.med.
Abteilungsleiter an der Deutschen Versuchsanstalt für Luftfahrt e.V. (freigesprochen/**acquitted**)
Hermann Becker-Freyseng Dr.med.
Referent für Luftfahrt-Medizin im Amte des Sanitätsinspekteurs der Luftwaffe, Stabsarzt (verurteilt zu 20 Jahren Haft/**sentenced to 20 years in prison**)
Georg August Weltz Prof.Dr.med.
Chef des Institutes für Luftfahrt-Medizin München, Oberfeldarzt (freigesprochen/**acquitted**)
Konrad Schäfer Dr.med.
Assistent am Chemotherapeutischen Laboratorium der Schering AG, Unterarzt im Stab des Forschungsinstitutes für Luftfahrt-Medizin Berlin (freigesprochen/**acquitted**)
Waldemar Hoven Dr.med.
Lagerarzt im KZ Buchenwald, SS-Hauptsturmführer (zum Tode verurteilt/**sentenced to death**)
Wilhelm Beiglböck Prof.Dr.med.
Oberarzt der I.Medizinischen Universitätsklinik in Wien (Prof.Eppinger), Stabsarzt (verurteilt zu 15 Jahren Haft/**sentenced to 15 years in prison**)
Adolf Pokorny Dr.med.
Facharzt für Haut- und Geschlechtskrankheiten (freigesprochen/**acquitted**)
Herta Oberheuser Dr.med.
Lagerärztin im KZ Ravensbruck, Assistenzärztin in Hohenlychen (verurteilt zu 20 Jahren Haft/**sentenced to 20 years in prison**)
Fritz Fischer Dr.med.
Assistenzarzt in Hohenlychen, Sturmbannführer der Waffen-SS (verurteilt zu lebenslänglicher Haft/**sentenced to life in prison**)

Vordere Reihe/**front row**
Karl Brandt Prof.Dr.med.
Reichskommissar für das Sanitäts- und Gesundheitswesen, Begleitarzt Hitlers, Generalleutnant der Waffen-SS
(zum Tode verurteilt/**sentenced to death**)
Siegfried Handloser Prof.Dr.med.
Chef des Wehrmachts-Sanitätswesens und Heeres-Sanitäts-Inspekteur, General-Oberstabsarzt
(verurteilt zu lebenslänglicher Haft/**sentenced to life in prison**)
Paul Rostock Prof.Dr.med.
Direktor der Chirurgischen Universitätsklinik Berlin, beratender Arzt der Armee, Amtschef der Dienststelle Medizinische Wissenschaft und Forschung, Generalarzt der Reserve (freigesprochen/**acquitted**)
Oskar Schröder Prof.Dr.med.
Chef des Sanitätswesen, General-Oberstabsarzt (verurteilt zu lebenslänglicher Haft/**sentenced to life in prison**)
Karl Genzken Dr.med.
Chefarzt des Sanitätswesens, General-Oberstabsarzt (verurteilt zu lebenslänglicher Haft/**sentenced to life in prison**)
Karl Gebhard Prof.Dr.med.
Chefarzt der Heilanstalt Hohenlychen, Oberster Kliniker beim Reichsarzt SS, Leibarzt Himmlers, Präsident des Deutschen Roten Kreuzes
(zum Tode verurteilt/**sentenced to death**)
Kurt Blome Prof.Dr.med.
Stellvertreter des Reichsgesundheitsführers,Stellvertretender Leiter Reichsärztekammer (freigesprochen/**acquitted**)
Joachim Mrugowsky Prof.Dr.med.
Chef des Hygiene-Institutes der Waffen-SS, Oberster Hygieniker, SS-Oberführer (zum Tode verurteil/**sentenced to death**)
Rudolf Brandt Dr.jur.
Persönlicher Referent des Reichsführers-SS, Leiter des Minister-Büros im Reichsinnenministerium, SS-Standartenführer
(zum Tode verurteilt/**sentenced to death**)
Helmut Pppendick Dr.med.
Leitender Arzt im SS-Rasse- und Siedlungs-Hauptamt, Chef des persönlichen Büros im Stabe des Reichsarztes SS, SS-Oberführer
(verurteilt zu 10 Jahren Haft/**sentenced to 10 years in prison**)
Wolfram Sievers
General-Sekretär der Gesellschaft Ahnenerbe (Forschungs- und Lehrgemeinschaft der SS), Direktor des Institutes für wehrwissenschaftliche Zweckforschung, SS-Standartenführer (zum Tode verurteilt/**sentenced to death**)

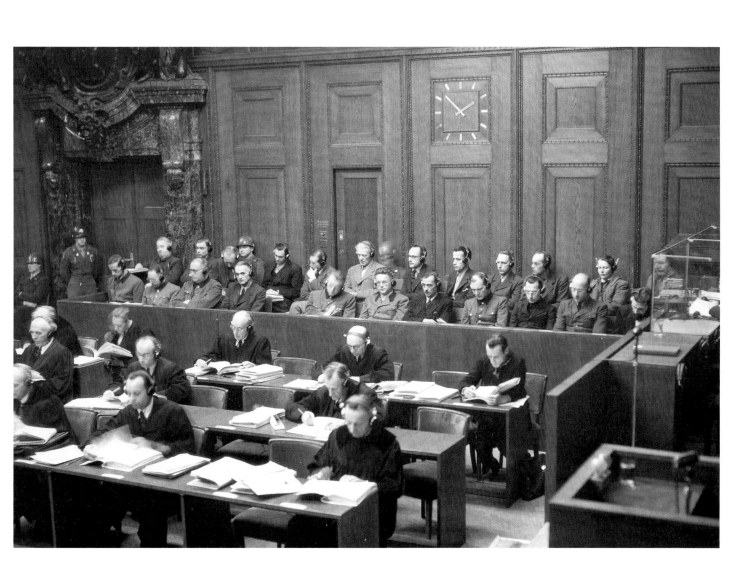

Die 23 Angeklagten im Nürnberger Ärzteprozeß
The 23 defendants of the Nuremberg Medical Trial

Die Nürnberger Ärzteprozesse **The Nuremberg Medical Trial**

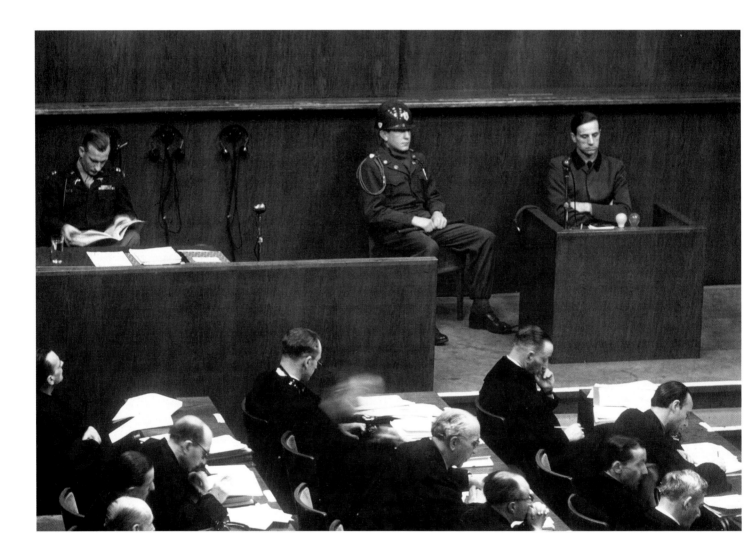

Angeklagter Prof. Dr. Karl Brandt
Defendant Prof. Dr. Karl Brandt

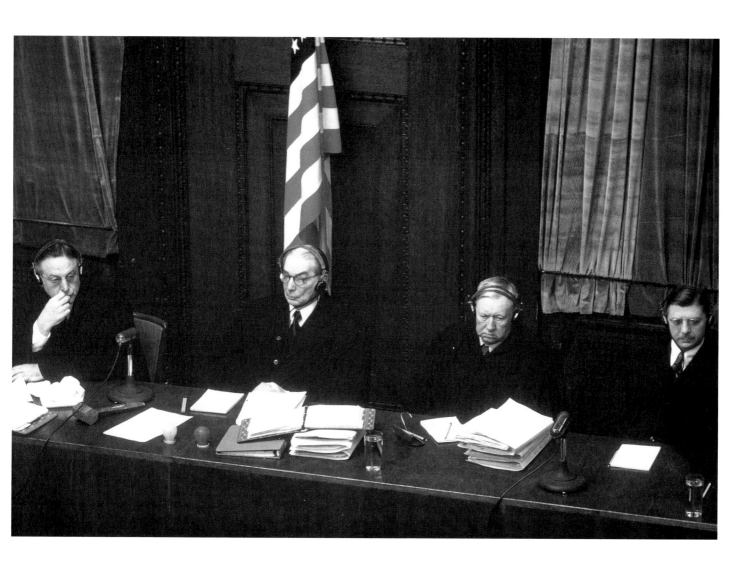

Die Richterbank von links nach rechts
The Bench from left to rigth

Harold L. Sebreng
Richter des Obersten Gerichtshofes von Florida
Walter B. Beals
Vorsitzender, Richter des Obersten Gerichtshofes des Staates Washington
Johnson Tal Crawford
Früherer Richter des Oklahoma District Gerichtshofes in Ada, Oklahoma
Victor C. Swearengen
Stellvertretender Generalstaatsanwalt von Michigan

Die Richterbank
The Bench

Beate Passow **Beate Passow**

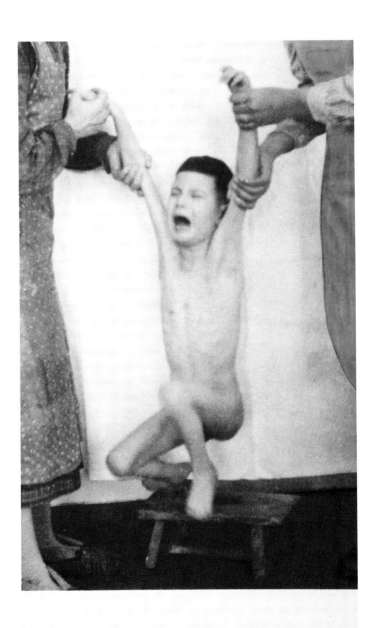

„...möchte ich Sie noch höflichst bitten, mir folgende Fragen zu beantworten:", 1996. Tryptichon aus der Gedenkstätte Kloster Irsee
„... I want to most courteously ask you to answer the following questions:", 1996

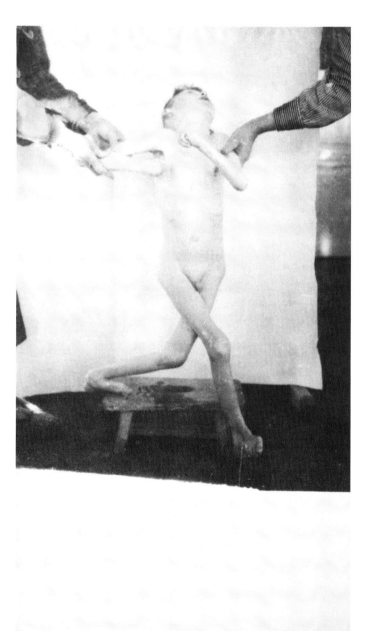

MITTELBERG BEI OY, den 22.5.44.

Dr.habil.Wensel
nervenfacharzt
MITTELBERG
bei Oy, Inner. Allgäu
TELEFON Oy 44
Postscheckkonto München
85818

Herrn

Obermedizinalrat Dr. V. Faltlhauser

Direktor der Heil- und Pflegeanstalt

K a u f b e u r e n /Allgäu

Sehr geehrter Herr Direktor!

Da ich gerade dabei bin, die Ergebnisse der in
Ihrer Klinik durchgeführten Schmierinfektversuche zu sich-
ten, möchte ich Sie noch höflichst bitten, mir folgende
Fragen zu beantworten:

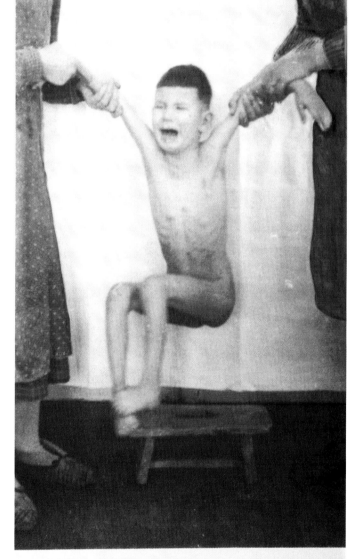

MITTELBERG BEI OY, den 22.5.44.

Herrn

Obermedizinalrat Dr. V. Faltlhauser

Direktor der Heil- und Pflegeanstalt

K a u f b e u r e n /Allgäu

Sehr geehrter Herr Direktor!

Da ich gerade dabei bin, die Ergebnisse der in
Ihrer Klinik durchgeführten Schmierinfektversuche zu sich-
ten, möchte ich Sie noch höflichst bitten, mir folgende
Fragen zu beantworten:

Impressum

In Memoriam
Ausstellung in Gedenken an die Opfer des nationalsozialistischen
Euthanasieprogramms aus Anlass des XI. Weltkongresses
für Psychiatrie in Hamburg, 1999. Neue Fassung aus Anlass
des DGPPN-Kongresses 2010 in Berlin

Diese Ausstellung wurde zusammengestellt
im Auftrag der Deutschen Gesellschaft für Psychiatrie,
Psychotherapie und Nervenheilkunde (DGPPN).

Für die Ausstellung zeichnet verantwortlich Michael von Cranach
mit Unterstützung von Katharina von Cranach.
Für Korrekturvorschläge gilt Gerrit Hohendorf Dank.

Gestaltung: Lutzenberger & Lutzenberger, Bad Wörishofen
Beratender Kurator: Boris von Brauchitsch, Berlin
Englische Übersetzung: Susanne Philippson
Trytichon von Beate Passow: mit freundlicher Genehmigung
des Bildungswerkes der Bayerischen Bezirke, Kloster Irsee

Korrespondenzadressen:
Dr. Michael von Cranach, Grub 4, D-87653 Eggenthal,
m.v.cranach@t-online.de
Prof. Dr. Dr. Frank Schneider, Klinik für Psychiatrie und Psycho-
therapie des Universitätsklinikums Aachen, Pauwelsstrasse 30,
D-52074 Aachen, fschneider@ukaachen.de
DGPPN, Reinhardtstrasse 14, D-10117 Berlin, sekretariat@dgppn.de

ISBN-13   978-3-540-642-17398-1

Springer-Verlag Berlin Heidelberg New York
Bibliografische Information der Deutschen Nationalbibliothek
Die Deutsche Nationalbibliothek verzeichnet diese Publikation
in der Deutschen Nationalbibliografie; detaillierte bibliografische
Daten sind im Internet über http://dnb.d-nb.de abrufbar.

SpringerMedizin
Springer-Verlag GmbH
ein Unternehmen von Springer Science+Business Media springer.de

Umschlaggestaltung: deblik, Berlin
SPIN: 80027692

Gedruckt auf säurefreiem Papier 18/5135 - 5 4 3 2 1 0

In Memoriam
Exhibition commemorating the victims of the nazi Eutha-
nasia Program on the occasion of the XI World Congress
of Psychiatry/Hamburg, 1999. This version was arranged
and updated for the Psychiatry Congress Berlin (DGPPN-
Congress), Berlin 2010

This exhibition was arranged by commission from the
German Association for Psychiatry and Psychotherapy
(DGPPN).

Responsible for this exhibition is Michael von Cranach
with the support of Katharina von Cranach. We thank
Gerrit Hohendorf for corrections.

Correspondence Addresses:
Dr. Michael von Cranach, Grub 4, D-87653 Eggenthal,
m.v.cranach@t-online.de
Prof. Dr. Dr. Frank Schneider, Department of Psychiatry
and Psychotherapy, RWTH Aachen University,
Pauwelsstrasse 30, D-52074 Aachen,
fschneider@ukaachen.de
DGPPN, Reinhardtstrasse 14, D-10117 Berlin,
sekretariat@dgppn.de